Professor Dr. med. Olaf Adam,
Omega-3 – Fitness durch Fische und Öle

nv

Professor Dr. med. Olaf Adam

Omega-3: Fitness durch Fische und Öle

So hilft die Natur
- bei Herz-Kreislauferkrankungen
- Bluthochdruck • Arteriosklerose
- Rheuma • Diabetes • Allergien

nv – natura viva

Buchreihe »So hilft die Natur«

Die Erkenntnisse über die Anwendungen in diesem Buch wurden nach bestem Wissen und Gewissen wiedergegeben. Die Informationen ersetzen auf keinen Fall die Hilfe und den Rat eines erfahrenen Therapeuten, Arztes oder Heilpraktikers.
Der Verlag übernimmt keine Haftung für Schäden, die sich durch unsachgemäße Anwendungen der dargestellten Behandlungsmethoden ergeben, und übernimmt keinerlei Verantwortung für medizinische Forderungen.

© NaturaViva Verlags GmbH, Weil der Stadt, 2004
2. Auflage der Neuauflage, 2006
Die erste Auflage erschien 2000 im Walter Hädecke Verlag, Weil der Stadt
Einbandgestaltung: Hebel Creation, München
Illustrationen: Zimmermann Grafik-Design, Stuttgart
Satz: Rund ums Buch, Rudi Kern, Kirchheim/Teck

Alle Rechte vorbehalten, insbesondere die der Übersetzung, der Übertragung durch Bild- und Tonträger, des Vortrags, der fotomechanischen Wiedergabe, der Speicherung und Verbreitung in Datensystemen und der Fotokopie. Nachdruck, auch auszugsweise, nur mit Genehmigung des Verlages.

Printed in Poland

ISBN 978-3935407-27-4

Inhaltsübersicht

Vorwort 7

1. Was haben Omega-3 mit der Gefäßverkalkung, dem hohen Blutdruck, dem Asthma, dem entzündlichen Gelenkrheumatismus oder der Krebsentstehung und -ausbreitung zu tun? 9

2. Intelligent durch Omega-3? 11

3. Was sind und wie wirken Omega-3? 13
   Omega-3 und seine Gegenspieler 13
   Mehrfach ungesättigte Fettsäuren 19
   Arteriosklerose –
   ein gestörtes Gleichgewicht? 21
   Omega-3-Fettsäuren sind Bausteine des Gehirns, der Augen und Keimdrüsen 29

4. Vorbeugen und Behandeln mit Omega-3-Fettsäuren 33
   Herz-Kreislauferkrankungen 33
   Fettstoffwechselstörungen 35
   Vorbeugung der Arteriosklerose 40
   Schutz der Herzkranzgefäße durch Omega-3-Fettsäuren 42
   Herzrhythmusstörungen 44
   Bluthochdruck 47
   Blutzucker und die Folgen –
   Omega-3-Fettsäuren helfen 49
   Nierenerkrankungen 51
   Darmerkrankungen
   (Morbus Crohn, Colitis ulcerosa) 53

Rheumatische Erkrankungen
(rheumatoide Arthritis, chronische Polyarthritis,
Collagenosen) 55
Welche rheumatischen Erkrankungen können mit
Omega-3 behandelt werden? 55
Musculo-skeletale Erkrankungen 57
Hauterkrankungen
(Psoriasis und Neurodermitis) 58
Erkrankungen des Nervensystems 60
Multiple Sklerose 60
Depression 62
Alzheimer 64
Schizophrenie 66
Krebserkrankungen 67
Augenerkrankungen 68
Organtransplantation 69

Literatur 72
Stichwortverzeichnis 77
Bücher für Ihre Gesundheit 80

Vorwort

Omega-3 Fettsäuren kommen in Fischen und bestimmten Ölen vor und sind in unserer Nahrung unterrepräsentiert. Seit langem ist bekannt, daß Völker mit hohem Fischverzehr selten an den Krankheiten leiden, die in den Industrienationen zur Plage geworden sind: Herz-, Kreislauferkrankungen, Allergien, Rheuma und andere Gelenkentzündungen. Warum Omega-3 die Krebsentstehung und -ausbreitung, aber auch die Abstoßung von transplantierten Organen hemmen, wird derzeit untersucht. Vorbeugend und heilend wirken diese lebensnotwendigen Nährstoffe nicht nur bei Kranken. Sie fördern die Hirnentwicklung bei Säuglingen und verbessern die Intelligenz und Sehfähigkeit, da sie wichtige Bestandteile unseres Nervengewebes, der Keimdrüsen und der Sehrinde sind.

Das breite Spektrum der Wirkungen ist auf die besondere Form und Funktion der Omega-3 zurückzuführen. Sie verbessern nicht nur die Geschmeidigkeit und Funktion der Zellmembranen, sondern sie sind auch Botenstoffe im Entzündungsgeschehen und Signalstoffe für die Zellreaktion. Einige wichtige Änderungen in unserer Ernährung können die vorbeugende Wirkung der Omega-3 unterstützen. Das vorliegende Buch soll Sie mit den Möglichkeiten der Gesundheitsförderung durch diese wichtigen Nährstoffe vertraut machen.

1. Was haben Omega-3 mit der Gefäßverkalkung, dem hohen Blutdruck, dem Asthma, dem entzündlichen Gelenkrheumatismus oder der Krebsentstehung und -ausbreitung zu tun?

Die Gefäßverkalkung (Arteriosklerose) ist in den Industrienationen noch immer die häufigste Ursache der Todesfälle im mittleren Lebensalter. Allerdings konnten die Folgen der Gefäßzerstörung, der Herzinfarkt, der Schlaganfall und die Durchblutungsstörungen in den letzten Jahren erheblich gesenkt werden, da ein altes Medikament eingesetzt wurde: das Aspirin. Damit sind wir genau beim Thema, denn Omega-3 wirken wie das Aspirin, nur sanfter und umfassender. Aspirin verhindert die Bildung von einigen Entzündungsstoffen, die den Weg zur Arteriosklerose bahnen, während Omega-3 alle diese Entzündungsstoffe hemmen. Deshalb wirken Omega-3 bei allen Krankheiten mit gesteigerter Bildung der Entzündungsstoffe, wie bei Allergien, Asthma und entzündlichen rheumatischen Erkrankungen. Aspirin übt seine Wirkung durch eine chemische Reaktion aus, während Omega-3 durch Verbesserung der Zellfunktion wirken. Deshalb haben sie nicht die von Aspirin bekannten Nebenwirkungen.

Aspirin konnte zwar bei der Arteriosklerose helfen, aber bestimmte Krebsarten, allergische und immunologische Erkrankungen nehmen weiter zu (Abb. 1). Da sie in allen hochzivilisierten Ländern auftreten, spricht man von Zivilisationskrankheiten. Diese neuen Plagen der Menschheit haben erbliche und umweltbedingte Ursachen. Als umweltbedingte Ursachen stehen die Ernährung und die Belastung mit Sauerstoffradikalen obenan. In unserer Ernährung finden sich Stoffe, die der Oxidation Vorschub leisten und damit den schädigenden Einfluß der Sauerstoffradikale fördern. Omega-3-Fettsäuren können diesen Teufelskreis durchbrechen, sie wirken der Oxidation entgegen wie das Aspirin. Zudem wirken sie aber umfassender als das Aspirin und haben, da unser Körper an sie gewöhnt ist, deutlich weniger Nebenwirkungen. Infolge ihrer guten Verträglichkeit können sie vor allem zur Vorbeugung eingesetzt werden. Vorbeugen ist besser als heilen, und am besten ist es, man fängt gleich damit an. Im Gegensatz zu Aspirin oder anderen Arzneimitteln, haben Omega-3 keine sofortige Wirkung, sondern brauchen längere Zeit, bis sie sich in den Zellen angereichert haben. Erst dann ist mit einer optimalen Wirkung zu rechnen. Aufgrund dieses langsamen Wirkungseintritts hat der Körper Zeit, sich an die Omega-3 zu gewöhnen, und hierdurch ist ihre geringe Nebenwirkungsrate erklärt. Wenn sich Omega-3 im Körper optimal angereichert haben, was meist erst nach 2 Monaten der Fall ist, so bleiben sie auch über längere Zeit im Körper erhalten. Sie werden in den Zellen gespeichert und sind auch zwei Monate nach Beendigung der Zufuhr noch im Körper nachweisbar.

Abb. 1

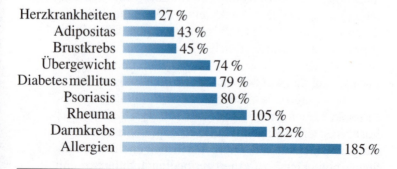

Krankheiten in den Industrienationen
Zunahme 1950 bis 2003 (Stat. Bundesamt) bei 55–64jährigen

Krankheit	Zunahme
Herzkrankheiten	27 %
Adipositas	43 %
Brustkrebs	45 %
Übergewicht	74 %
Diabetes mellitus	79 %
Psoriasis	80 %
Rheuma	105 %
Darmkrebs	122 %
Allergien	185 %

2.
Intelligent durch Omega-3?

Englische Forscher haben herausgefunden, daß Fischölfettsäuren, die Docosahexaensäure und die Eicosapentaensäure, als Schlüsselsubstanzen für die Entwicklung des menschlichen Gehirns fungiert haben[22]. Der Forscher Michael Crawford, Professor am Institute of Brain Chemistry, University of North London, hat die These aufgestellt, daß der Mensch seine herausragende Intelligenz nicht hätte entwickeln können, wenn er in prähistorischer Zeit tatsächlich ein Jäger gewesen wäre. Er geht in seiner These davon aus, daß dem prähistorischen Menschen vor allem Wassertiere als Nahrung zur Verfügung standen, da er längst nicht so gut jagen wie fischen konnte. Tatsächlich konnten englische Forscher nachweisen, daß den Urmenschen an den Ufern des Rift Valley in Ostafrika große Mengen dieser wichtigen Fettsäuren zur Verfügung standen[14]. Diese waren mit verantwortlich, daß sich vor etwa zwei Millionen Jahren der »intelligente« Mensch entwickeln konnte, der Homo sapiens. Ein Beweis für diese Theorie ist, daß alle »alten« Gewebe in unserem Körper vor allem aus Omega-3 bestehen, die aus Fischen stammen: Das Gehirn, die Nervenzellen, die Sehzellen, die Keimdrüsen und die Nebenniere, die in Streßreaktionen das Verhalten unseres Körpers bestimmt. In diesen Geweben, die in der Säugetierreihe weitgehend gleich geblieben sind, dienen Omega-3 als lebenswichtige Bausteine, ohne die der Aufbau und die Funktion der Zellen nicht möglich ist.

Die Studien von Professor Crawford haben gezeigt, daß eine Unterversorgung mit langkettigen, mehrfach ungesättigten Omega-3 in der vorgeburtlichen und frühkindlichen Entwicklung zu einer geringeren Intelligenz und schlechteren Sehfähigkeit führt. So erstaunte es nicht mehr besonders, als Forscher eindeutig nachweisen konnten, daß Säuglinge deren Nahrung mit Omega-3 angereichert war, rascher lernen und besser sehen können. Den Säuglingsnahrungen wird seit einigen Jahren deshalb eine dieser Omega-3 Fettsäuren, die Docosahexaensäure, zugegeben. Tritt eine Unterversorgung mit Omega-3 ein, so kommt es zum Verlust der Sehschärfe und zu anderen Funktionsstörungen der Nervenzellen. Auch Professor Gerard Hornstra von der Universität Maastricht stellt fest: »Es wird immer deutlicher, daß die vorgeburtliche und frühkindliche Ernährung die spätere Krankheitsanfälligkeit und Sterblichkeit entscheidend beeinflußt«[33]. Glücklicherweise werden die Docosahexaensäure und die Eicosapentaensäure durch komplexe Stoffwechselvorgänge im Körper gespeichert und dort dienen sie als Reservoir, auf das der Körper im Mangel zurückgreifen kann. Schon ein Anteil von 0,5 Prozent Docosahexaensäure in der Nahrung der Mutter sichert die normale Entwicklung des Nervensystems beim ungeborenen Kind. Diese geheimnisvollen Eigenschaften der Omega-3 kann man nur verstehen, wenn man sich deren Eigenschaften ein wenig genauer ansieht.

3.
Was sind und wie wirken Omega-3?

Omega-3 und seine Gegenspieler

Das Geheimnis der günstigen Wirkung der Omega-3 ist die lange Zeit, die unser Körper bereits mit den Omega-3 vertraut ist. Die Omega-3-reichen Gewebe gehören zu den ältesten Organen des Menschen. In dieser langen Zeit hat der Körper Regulationsmöglichkeiten für diese wichtigen Zellbestandteile gefunden, so daß sie ihre Wirkungen gut entfalten können, aber Nebenwirkungen nur spärlich auftreten. Wenn die in diesem Buch beschriebenen Dosierungen verwendet werden, kann man sie sogar ausschließen. Eskimos haben unter ihrer traditionell fischreichen Kost etwa 10-fach höhere Spiegel der Omega-3 als wir. Bei ihnen beobachtet man eine Verlängerung der Blutungszeit. Deshalb sollte eine höhere Dosierung der Omega-3 über längere Zeit immer unter der Kontrolle eines Arztes durchgeführt werden.

Die Omega-3 sind eine ganze Familie von Fettsäuren, die ein gemeinsames »Familienmerkmal« tragen: eine Doppelbindung an der charakteristischen Stelle, am dritten Kohlenstoffatom der Fettsäurekette. Diese besondere Eigenschaft hat der ganzen Familie den Namen gegeben, da es sie von der anderen Familie unterscheidet, den Omega-6. Beide Familien sind für unseren Körper lebenswichtig, sie werden deshalb vom Fachmann essentiell genannt. Da es Fettsäuren sind, bezeichnet man sie als »die essentiellen Fettsäuren«. Erst die neuere Forschung hat gezeigt, daß nicht alle Omega-3 oder Omega-6 essentiell sind, vielmehr sind es nur die »kleinsten« Familienmitglieder, also die kürzesten Fettsäuren, während die längeren aus den kleinen gebildet werden können. Die »kleinen« sind die alpha-Linolensäure (Omega-3) und die Linolsäure (Omega-6). Fehlen sie über längere Zeit in der Kost, so treten Mangelzustände auf. Eine Ausnahme sind Säuglinge, die diese Fettsäuren in ausreichender Menge nur über die Muttermilch erhalten. Unser Körper schützt sich sehr intensiv vor solchen Mangelzuständen. Er speichert diese so wichtigen, lebensnotwendigen Omega-3 und Omega-6. Von der Linolsäure besitzt unser Körper einen Vorrat von mehr als 500 Gramm, während es für die alpha-Linolensäure höchstens 10 Gramm sind. Dies ist auf unsere Verzehrsgewohnheiten zurückzuführen, denn wir führen anteilsmäßig zu wenig Omega-3 zu.

Omega-3 in unserer Nahrung

Die Zufuhr der *alpha-Linolensäure* hängt von der Art der verwendeten Speiseöle ab. Die bei uns üblichen Speiseöle enthalten vorwiegend Linolsäure; nur Sojaöl, Walnußöl, Weizenkeimöl, Leinöl und Rapsöl enthalten nennenswerte Mengen an alpha-Linolensäure. Üblicherweise sind in unserer Nahrung 1 – 2 Gramm dieser mehrfach ungesättigten Fettsäure enthalten, besser wären 3 – 4 Gramm. Am besten aber ist die Zufuhr von Fischölfettsäuren, denn sie sind die eigentlich wirksamen Omega-3. Aus den pflanzlichen Omega-3 kann der Körper auch die wirksamen Fischölfettsäuren aufbauen, diese Eigenschaft haben wir noch von den Fischen zurück behalten. Allerdings ist die Fähigkeit im Laufe unserer Entwicklung sehr zurückgegangen und die Menge Fischöl, die aus pflanzlichen Omega-3 entsteht, ist im Menschen sehr gering. Die wichtigste Omega-3 der Fische ist die *Eicosapentaensäure*, die ausschließlich mit Fischen und anderen Wassertieren zugeführt wird. Entsprechend der eingehaltenen Kost variiert die Zufuhr der Eicosapentaensäure stark. In Deutschland liegt die durchschnittliche Zufuhr bei 0,1 – 0,2 Gramm pro Tag, während Eskimos mit ihrer fischreichen Kost etwa 10 Gramm pro Tag zuführen.

Omega-6 in unserer Nahrung

Linolsäure ist in unserer Nahrung quantitativ die bedeutendste Omega-6 Fettsäure, die Zufuhr beträgt derzeit etwa 10 Gramm pro Tag. Linolsäure findet sich in allen pflanzlichen und tierischen Nahrungsmitteln, da sie ein lebensnotwendiger Bestandteil jeder Zellmembran ist. Die größten Mengen werden mit pflanzlichen Ölen und Fetten zugeführt (Tab. 1).

Tabelle 1 : Gehalt an Linol-, alpha-Linolen-, Arachidon- und Eicosapentaensäure in einigen Lebensmitteln (aus Adam, O.: Diät und Rat bei Rheuma und Osteoporose)[2]

Lebensmittel (je 100 Gramm des verzehrbaren Anteils:	Linolsäure g	α-Linolensäure g	Arachidonsäure mg	Eicosapentaensäure mg
Milch und Milchprodukte				
Magermilch	0,0	0,0	0	0
Kuhmilch (1,5 % Fett)	0,0	0,0	2	0
Kuhmilch (3,5 % Fett)	0,1	0,0	4	0
Buttermilch	0,0	0,0	1	0
Molke, süß	0,0	0,0	0	0
Joghurt (0,3 % Fett)	0,0	0,0	0	0
Joghurt (1,5 % Fett)	0,0	0,0	2	0
Joghurt (3,5 % Fett)	0,1	0,1	4	0
Saure Sahne (10 % Fett)	0,3	0,2	11	0
Schlagsahne (30 % Fett)	0,6	0,2	32	0
Speisequark, mager	0,0	0,0	0	0
Speisequark (20 % Fett i. Tr.)	0,1	0,0	5	0
Speisequark (40 % Fett i. Tr.)	0,2	0,1	11	0
Emmentaler (45 % Fett i. Tr.)	0,5	0,3	28	0
Edamer (45 % Fett i. Tr.)	0,4	0,2	28	0
Gouda (45 % Fett i. Tr.)	0,3	0,3	29	0
Tilsiter (45 % i. Tr.)	0,5	0,2	28	0
Camembert (45 % Fett i. Tr.)	0,4	0,2	22	0
Mozzarella	0,4	0,1	16	0
Eier				
Entenei (Gesamtei)	0,6	0,1	340	0
Hühnerei (Gesamtei)	1,7	0,1	70	0
Hühnereigelb	4,8	0,3	210	0

Lebensmittel (je 100 Gramm des verzehrbaren Anteils:	Linolsäure g	α-Linolensäure g	Arachidonsäure mg	Eicosapentaensäure mg
Fette und Öle				
Butter	1,2	0,4	110	0
Diätmargarine	33,1	1,8	0	0
Pflanzenmargarine	17,6	2,6	0	0
Erdnußöl	21,6	0,0	0	0
Kürbiskernöl	49,4	0,5	0	0
Leinöl	13,9	54,2	0	0
Maiskeimöl	55,3	0,9	0	0
Olivenöl	8,3	0,9	0	0
Palmöl	10,1	0,5	0	0
Rapsöl	22,3	9,2	0	0
Distelöl	75,1	0,5	0	0
Sesamöl	42,7	0,0	0	0
Sojaöl	53,1	7,7	0	0
Sonnenblumenöl	63,0	0,5	0	0
Traubenkernöl	65,9	0,5	0	0
Walnußöl	55,1	12,9	0	0
Weizenkeimöl	55,7	7,8	0	0
Rindertalg	2,5	0,4	240	0
Schweineschmalz	9,1	1,0	1700	0
Fleisch und Fleischprodukte				
Kalbfleisch (Muskelfleisch)	0,2	0,0	50	0
Lammfleisch (Muskelfleisch)	0,1	0,1	10	0
Rindfleisch (Muskelfleisch)	0,1	0,0	20	0
Rindfleisch (Filte)	0,1	0,0	30	0
Rindfleisch (Hüfte)	0,1	0,0	20	0
Rindfleisch (Lende)	0,1	0,1	40	0
Rindfleisch (Schulter)	0,2	0,1	40	0
Rinderherz	0,1	0,1	50	0
Schweinefleisch (Muskelfleisch)	0,2	0,0	40	30
Schweinebauch, geräuchert	2,8	0,5	130	0
Schweineherz	0,7	0,0	190	90
Schweineleber	0,5	0,0	490	180
Schweineniere	0,5	0,0	350	140
Schweineschinken, gekocht	0,3	0,0	50	0
Schweineschinken, roh, geräuchert	0,3	0,0	50	10
Schweinespeck, durchwachsen	2,9	0,2	250	0

Lebensmittel (je 100 Gramm des verzehrbaren Anteils:	Linolsäure g	α-Linolensäure g	Arachidonsäure mg	Eicosapentaensäure mg
Leberwurst	1,2	0,5	200	0
Huhn (Brust mit Haut)	1,1	0,1	160	10
Huhn (Schlegel mit Haut und Knochen)	2,0	0,1	330	0
Truthahn (Brust ohne Haut)	0,2	0,0	50	0
Truthahn (Schlegel, Keule ohne Haut)	0,8	0,0	170	0
Fische und andere Meerestiere				
Aal	1,2	0,7	120	260
Auster	0,0	0,0	10	90
Bismarckhering	0,1	0,1	30	1830
Flunder	0,0	0,0	10	50
Forelle	0,2	0,0	30	140
Garnele	0,1	0,0	70	210
Hecht	0,0	0,1	50	60
Heilbutt (schwarzer Heilbutt)	0,1	0,0	30	250
Heilbutt (weißer Heilbutt)	0,0	0,0	40	140
Hering (Atlantik)	0,2	0,1	40	2040
Hering (Ostseehering)	0,4	0,2	60	740
Hummer	0,1	0,1	10	350
Kabeljau (Dorsch)	0,0	0,0	20	70
Karpfen	0,4	0,2	120	190
Krebs (Flusskrebs)	0,0	0,0	20	50
Lachs	0,4	0,4	190	750
Makrele	0,2	0,3	170	630
Makrele, geräuchert	0,3	0,2	80	1020
Miesmuschel	0,1	0,0	70	130
Rotbarsch (Goldbarsch)	0,1	0,1	240	260
Salzhering	0,1	0,1	20	1760
Sardine	0,1	0,0	10	580
Sardinen in Öl	0,3	0,2	90	1200
Schellfisch	0,0	0,0	20	70
Scholle	0,0	0,0	60	250
Schwarzer Heilbutt, geräuchert	0,2	0,1	50	450
Schwertfisch	0,0	0,2	90	130
Seehecht Europa	0,1	0,0	30	240
Seelachs	0,0	0,0	10	100
Seezunge	0,1	0,0	20	30
Thunfisch	0,2	0,2	240	1380
Zander	0,0	0,0	20	80

Lebensmittel (je 100 Gramm des verzehrbaren Anteils:	Linolsäure g	α-Linolensäure g	Arachidonsäure mg	Eicosapentaensäure mg
Sojaprodukte				
Sojabohne (Samen, trocken)	9,8	0,9	0	0
Sojamehl, vollfett	10,7	1,4	0	0
Getreide, Reis				
Gerste	1,2	0,1	0	0
Hafer	2,7	0,1	0	0
Haferflocken	2,6	0,1	0	0
Hirse	1,8	0,1	0	0
Mais	1,6	0,0	0	0
Reis, unpoliert	0,8	0,0	0	0
Roggen	0,8	0,1	0	0
Weizen	0,8	0,1	0	0
Nüsse und Samen				
Cashewnuß	7,2	0,2	0	0
Erdnuß	13,9	0,5	0	0
Haselnuß	8,5	0,1	0	0
Kokosnuß	0,7	0,0	0	0
Mohnsamen, trocken	30,7	0,4	0	0
Paranuß	28,1	0,0	0	0
Pistazie	7,4	0,2	0	0
Sesam, trocken	18,7	0,7	0	0
Sonnenblumenkerne	27,9	0,1	0	0
Walnuß	34,2	7,5	0	0

Besondere Stoffwechselfunktionen und sogar einen eigenen Stoffwechselweg, der zur Anreicherung im Körper führt, hat die Arachidonsäure. Diese mehrfach ungesättigte Fettsäure kommt ausschließlich im tierischen Organismus vor. Pflanzen haben nicht die Fähigkeit Arachidonsäure zu bilden. Deshalb ist sie in pflanzlicher Nahrung nicht enthalten. Mit dem bei uns üblichen hohen Konsum von Fleisch und Fleischwaren werden täglich 0,2 bis 0,3 g Arachidonsäure zugeführt. Der besondere Stoffwechselweg verhindert die Oxidation der mit der Nahrung aufgenommenen Arachidonsäure zur Energiegewinnung. Fast 90% der zugeführten Menge gelangen unverändert in die Körperzellen und stehen für die Bildung von Entzündungsstoffen zur Verfügung.

Ein Wechselspiel – Omega-3 und Omega-6 im Körper

Wie alle Tiere, kann auch der Mensch Linolsäure und alpha-Linolensäure zu den »größeren Familienmitgliedern« aufbauen. Dies erfolgt über ein und dasselbe System, um das die beiden Familien konkurrieren. Da wir viel mehr Linolsäure als alpha-Linolensäure im Körper haben, gewinnt in der Regel die Omega-6-Linolsäure den Wettbewerb. Deshalb ist die Zufuhr der »größeren Familienmitglieder« der Omega-3, der Fischöle so wichtig. Die Einzelheiten dieser Abläufe sind in Abb. 2 dargestellt.

Abb. 2: Die Omega-3 und Omega-6 Fettsäuren

Mehrfach ungesättigte Fettsäuren

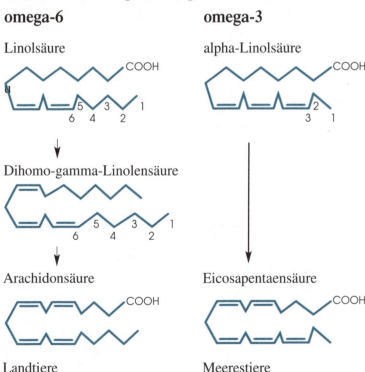

Alpha-Linolensäure wird von grünen Pflanzen und Meeresalgen gebildet, Tiere und auch der Mensch sind dazu nicht in der Lage. Sie müssen diese »essentielle Fettsäure« unbedingt zuführen um gesund zu bleiben. Bestimmte Tiere, nämlich die Fische, können aus alpha-Linolensäure besonders leicht die »größeren Familienmitglieder« herstellen. Das hat einen einfachen Grund: Fische leben im Wasser und das ist meistens kälter als die Luft. Die Omega-3 halten die Zellen auch bei tiefen Temperaturen noch geschmeidig und funktionsfähig. Hier übertreffen sie die Omega-6 bei weitem. Deshalb haben die Fische um so mehr Omega-3, je kälter der Lebensraum der Tiere ist. Besonders viel Omega-3 haben die in der Arktis lebenden Fische, während die in unseren Breiten lebenden Fische deutlich weniger dieser erwünschten Fettsäuren enthalten. Besonders ungünstig ist das Verhältnis der Omega-3 bei Fischen, die in der Zucht gehalten werden, da deren

Abb. 3: Fische in arktischen Gewässern haben besonders viel Omega-3.

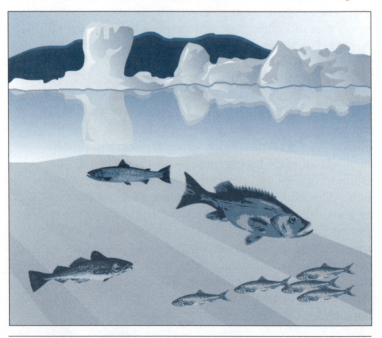

Futter wenig alpha-Linolensäure enthält und sie deshalb auch geringere Mengen der anderen Omega-3 herstellen. Achten Sie deshalb immer auf die Herkunft des Fisches oder der verwendeten Fischölkapseln, um sich vor minderwertigen Produkten zu schützen.

Arteriosklerose – ein gestörtes Gleichgewicht?

Am Beispiel der Arteriosklerose läßt sich die gesundheitsfördernde Wirkung der Omega-3-Fettsäuren am besten zeigen, denn diese Erkrankung wird durch die Ernährung maßgeblich beeinflußt. Wir sind in den hochzivilisierten Ländern von der Arteriosklerose besonders betroffen, da die ungünstige Ernährung besonders lange einwirken kann, denn wir werden immer älter. Die mittlere Lebenserwartung liegt derzeit für Männer bei 78 Jahren, während Frauen sogar durchschnittlich 82 Jahre alt werden. Das zunehmende Alter und die Lebensumstände bewirken, daß fast alle älteren Menschen von der Arteriosklerose betroffen sind. Dabei könnte bei richtiger Ernährung die Arteriosklerose verhindert werden, wie die Untersuchungen an Japanern und anderen Volksgruppen mit fischreicher Ernährung gezeigt haben. Die schrecklichen Folgen der Arteriosklerose werden durch die zunehmende Häufigkeit des Herzinfarkts, des Schlaganfalls, des Bluthochdrucks und der Durchblutungsstörungen deutlich. Alle medikamentösen Maßnahmen haben bisher nur zu einem Teilerfolg geführt, viel wichtiger ist die Vorbeugung durch eine richtige Ernährung und Lebensweise. Die meisten Menschen sind sich über die ungesunde Lebensweise im klaren: wir essen zu viel, wir haben zu viel Streß und wir bewegen uns zu wenig. Manche rauchen sogar. Aber was hat es mit der Ernährung bei der Arteriosklerose auf sich?

Wie kann man durch Omega-3-Fettsäuren die Ernährung sinnvoll ergänzen und der Arteriosklerose vorbeugen?

Wie eingangs schon erwähnt, sind die Omega-3-Fettsäuren in unserer Nahrung unterrepräsentiert. Wir verzehren viel Fleisch, Käse, Butter, Wurst, Schinken, Schokolade, Kuchen, Torten, Eier und Mayonnaisen. Nur selten steht Fisch auf dem Speiseplan. Die aufgezählten Lebensmittel sind tierischer Herkunft oder werden mit Eiern zubereitet, wie Kuchen, Torten, Mayonnaisen oder manche Dressings. Produkte von Landtieren enthalten kaum Omega-3, dagegen große Mengen an Omega-6-Fettsäuren. Man kann sich eigentlich gar nicht vorstellen, wie ein so kleiner Unterschied zwischen den Omega-3- und Omega-6-Fettsäuren eine so unterschiedliche Wirkung haben kann. Bitte behalten Sie im Gedächtnis, daß der einzige Unterschied zwischen den wichtigsten Omega-3- und Omega-6-Fettsäuren, der Eicosapentaensäure und der Arachidonsäure, eine einzige Doppelbindung ist (siehe Abb. 2). Aber diese eine Doppelbindung macht den entscheidenden Unterschied, denn sie klassifiziert die Familie der Fettsäuren. Der Körper ist hilflos, wenn er Omega-6 in zu großem Maße zugeführt bekommt. Er kann das Gleichgewicht zwischen Omega-3 und Omega-6 nicht selbst herstellen, denn diese beiden Gruppen der Fettsäuren sind nicht ineinander umwandelbar. Das beruht auf der Unfähigkeit unseres Körpers, an der entscheidenden Position der Fettsäurekette, der Omega-3 oder Omega-6 Doppelbindung etwas zu ändern. Doppelbindungen sind Baumerkmale der Fettsäuren, hier wird ein Kohlenstoff direkt mit einem anderen Kohlenstoff doppelt verbunden. Diese Verbindung bewirkt eine Änderung in der Form der Fettsäure, sie erhält einen zusätzlichen Knick. Es ist, wie wenn Sie in die Seite eines Buches ein Eselsohr knicken: die Seite ist für immer markiert. So werden auch die Omega-3-Fettsäuren vom Körper sofort erkannt und haben eigene, den Omega-6-Fettsäuren entgegengesetzte Wirkungen. Das hat für das Auftreten der Arteriosklerose besondere Bedeutung.

Wie wirken die Omega-3-Fettsäuren der Arteriosklerose entgegen?

Die Arteriosklerose ist eine Erkrankung der Gefäßwand. In den Gefäßen strömt das Blut und versorgt alle Organe mit Sauerstoff. Pro Tag pumpt das Herz etwa 10.000 Liter Blut durch den Körper, das entspricht etwa der Größe eines Heizöltanks. Sind die Gefäße in einem Abschnitt verengt, so fließt nach der Verengung weniger Blut durch die Adern, das dahinter liegende Gebiet wird mit Sauerstoff zu wenig versorgt. Sind mehr als ein Drittel des Gefäßes verstopft, wird die Versorgung des dahinter liegenden Organs kritisch. Beim Herzen tritt ein Engegefühl und Schmerz (Angina pectoris) oder ein Herzinfarkt auf, im Gehirn kommt es zu Schwindelanfällen oder einem Schlaganfall, an der Niere sind die Folgen eine verminderte Funktion und herabgesetzte Ausscheidung der harnpflichtigen Substanzen und ein erhöhter Blutdruck.

Abb. 4: Gefäßverengung

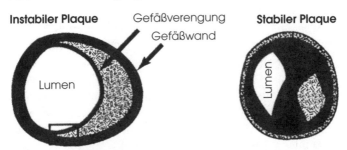

Bei der Arteriosklerose bewirkt Thromboxan die Anlagerung von Blutplättchen (Thrombozyten) an die Gefäßwand – die Weite des Gefäßes (Lumen) verengt sich. Die Ablagerung der Blutbestandteile nennt der Fachmann Plaque (= Flecken).
Zu Beginn ist der Plaque noch nicht fest; er kann mit dem durchströmenden Blut wieder abtransportiert werden (instabiler Plaque). Dadurch kann es zur Gefäßverstopfung (Thrombose) kommen.
Deshalb erfolgt die Abdeckung des Plaques (stabiler Plaque) in Form eines Heilungsprozesses. Omega-3 verhindert hierbei eine weitere Thrombozytenanlagerung an die Gefäßwand, sodaß das Gefäß bei seiner Heilung unterstützt wird. Die Weite des Gefäßes nimmt durch Omega-3 weniger ab.

Diese Gefäßverengungen werden durch ein verhängnisvolles Wechselspiel von Ernährung und Umwelt in den zivilisierten Ländern ausgelöst. Die Omega-6-Fettsäuren aus tierischen Produkten fördern die Bildung von gefäßverengenden Substanzen, deren schädliche Auswirkungen durch Umwelteinflüsse verstärkt werden. Bewegungsmangel, Streß, Zigarettenrauchen, Industrieabgase und Luftverschmutzung fördern die Bildung von Sauerstoffradikalen, deren fatale Wirkung die Umwandlung der Arachidonsäure zu Entzündungsstoffen ist und die eine Gefäßverengung bewirken. Können Sie sich vorstellen, daß in Ihrem Körper etwa 100 mal mehr dieser Sauerstoffradikale entstehen als bei Bewohnern weniger zivilisierter Länder! Wenn man zusätzlich bedenkt, daß die Zufuhr ungünstiger Omega-6-Fettsäuren aus tieri-

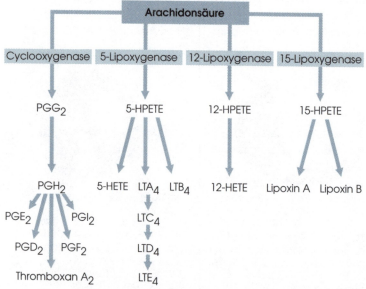

Abb. 5: Wie entstehen Entzündungsstoffe aus den Omega-6 Fettsäuren?

PG = Prostaglandin, der nachfolgende Großbuchstabe gibt die Art und die Fußnote die Zahl der Doppelbindungen an
HPETE, HETE = Hydroxyfettsäuren
LT = Leukotrien, der nachfolgende Großbuchstabe gibt die Art und die Fußnote die Zahl der Doppelbindungeín an

schen Produkten 10 bis 20 mal höher ist, so versteht man, daß dies der Körper nicht bewältigen kann. Hilfe tut deshalb not. Diese Hilfe ist mit Omega-3-Fettsäuren möglich, und natürlich ist die Verminderung der zusätzlich schädigenden Faktoren unbedingt erforderlich.

Die Omega-3-Fettsäuren üben ihre segensreiche Wirkung vor allem aus, indem sie die Bildung der Entzündungsstoffe hemmen. Diese Entzündungsstoffe, der Fachmann nennt sie Prostaglandine, Leukotriene, Lipoxine und Hydroxy-Fettsäuren, werden aus der Omega-6-Fettsäure Arachidonsäure gebildet. Am intensivsten wirkt dabei ein Stoff, das Thromboxan, das nicht nur die Gefäße verengt, sondern auch das Blut verklumpen läßt. Diese Substanz wird besonders leicht und bevorzugt bei einer zu hohen Aufnahme tierischer Fette und der Einwirkung von Sauerstoffradikalen gebildet. Viele Forscher sind der Meinung, daß Thromboxan für das Auftreten der Arteriosklerose und ihrer Folgen besonders verantwortlich ist. Durch die Einwirkung von Sauerstoffradikalen werden die Blutfette (LDL = low density lipoproteins) oxidiert, in die Gefäßwand aufgenommen und so aus dem Blut entfernt. Dadurch leiten sie direkt die Bildung des Thromboxans ein. Wie gesagt bewirkt Thromboxan dann eine Verengung des Gefäßes und eine Verklumpung des Blutes mit der Folge einer Durchblutungsstörung oder gar eines Gefäßverschlusses.

Eine sehr bedeutsame Wirkung der Omega-3-Fettsäuren beruht auf der Hemmung der Thromboxanbildung. Da Omega-3-Fettsäuren aus dem Fischöl die schädlichen Omega-6 Arachidonsäure verdrängen können und sogar deren Umwandlung zu den Entzündungsstoffen verhindern, wirken sie der Bildung des Thromboxans direkt entgegen. In geringem Umfang entstehen aus den Omega-3 sogar entzündungshemmende und gefäßerweiternde Substanzen. Natürlich ist die Wirkung der Omega-3-Fettsäuren um so besser, je weniger der schädlichen Omega-6-Arachidonsäure aus tierischen Fetten mit der Nahrung aufgenommen oder im Körper vorhanden ist. Sie, lieber Leser, können also auf zweifache Art von den Omega-3-Fettsäuren profitieren: einmal, indem Sie weniger tierische Produkte essen und zum anderen, indem Sie mehr Omega-3-Fettsäuren zu sich nehmen. Dieses siegreiche Duo ist im Wechselspiel so interessant, daß wir es uns etwas genauer ansehen wollen.

Wie Entzündungsstoffe entstehen – für alle, die es ganz genau wissen wollen.

Entzündungsstoffe (Eicosanoide) werden, sofern man nur ihre schädlichen Wirkungen ins Kalkül zieht, ausschließlich aus Arachidonsäure gebildet. Allerdings gibt es meh-

---

Abb. 6: Wie hemmen Omega-3 die Bildung der Entzündungsstoffe? Cortison hemmt die Freisetzung der Arachidonsäure und damit die Bildung aller Entzündungsstoffe. Aspirin hemmt nur die Prostaglandinbildung irreversibel, während Fischölfettsäuren kompetitiv – und damit nebenwirkungsarm – die Bildung aller Entzündungsstoffe unterdrücken.

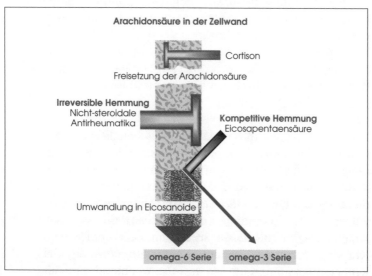

rere Fettsäuren, die der Körper zu den Eicosanoiden umwandeln kann (Abb. 6). Allen diesen Fettsäuren ist eines gemeinsam: sie bestehen aus 20 Kohlenstoffatomen und 20 heißt in der griechischen Sprache *eicosa*. Hiervon haben alle 3 Fettsäuren ihren chemischen Namen, sie werden gemeinsam als Eicosa-Fettsäuren bezeichnet. Im einzelnen sind es die Dihomo-Gamma-Linolensäure (eine Omega-6-Fettsäure), die Arachidonsäure (ebenfalls eine Omega-6-Fettsäure) und die Eicosapentaensäure (eine Omega-3-Fettsäure). Der Unterschied liegt, wie gesagt, in der Anzahl der Doppelbindungen, die eine unterschiedliche Faltung der Fettsäuren bewirken; denken Sie an die Eselsohren im Buch. Hieraus resultiert auch ihre Wirkung. Aus Dihomo-gamma-Linolensäure und Eicosapentaensäure entstehen keine Eicosanoide mit ungünstiger Wirkung, während Arachidonsäure besonders schnell und besonders umfangreich zu den Entzündungsstoffen umgesetzt wird. Die Menge der gebildeten Entzündungsstoffe wird durch die Menge der im Körper vorhandenen Arachidonsäure bestimmt. Je mehr Arachidonsäure im Körper enthalten ist, desto mehr Entzündungsstoffe werden gebildet und desto mehr Omega-3-Fettsäuren sind erforderlich, um diesem gefährlichen Zustand entgegenzuwirken.

Omega-3, die Regulatoren im Entzündungsgeschehen

Wie gesagt, ist die wichtigste Omega-3-Fettsäure, die Eicosapentaensäure, bis auf eine entscheidende Doppelbindung am dritten Kohlenstoffatom, mit der schädlichen Arachidonsäure identisch. Weil sie so ähnlich ist, kann sie nicht nur die Umwandlung der Arachidonsäure zu Entzündungsstoffen hemmen, sondern sie verdrängt sogar die Arachidonsäure aus dem Körper. Omega-3 werden vom Körper jedoch nicht so gründlich aufgenommen und in die Körperzellen eingebaut, wie dies für Arachidonsäure der Fall ist. Hat der Körper die Wahl zwischen Arachidonsäure und Omega-3-Fettsäure, so nimmt er immer Arachidonsäure auf und baut sie in die Zellen ein. Schwierige biochemische Untersuchungen konnten zeigen, daß die Aufnahme der Omega-3-Fettsäuren in den Körper deutlich gesteigert werden kann, wenn weniger Arachidonsäure in der Nahrung enthalten ist. Entsprechend wirksamer ist auch die Aufnahme der Omega-3 in die Zellen bei niedriger Arachidonsäurezufuhr, d.h. bei fleischarmer Kost, und entsprechend besser ist natürlich auch die Hemmung der Entzündungsstoffe. Beide Ernährungsmaßnahmen werden deshalb bei Krankheiten eingesetzt, die mit

Tabelle 2: Viele der Krankheiten, die in Industrienationen besonders häufig auftreten, gehen mit einer gesteigerten Bildung von Eicosanoiden einher.

Krankheiten mit erhöhter Eicosanoidbiosynthese

Krankheit	vermehrt gebildetes Eicosanoid
Arteriosklerose (Gefäßverkalkung)	Thromboxan
Diabetes mellitus (erhöhter Blutzucker)	Thromboxan
Bösartige Tumore (Neoplasien) Brustkrebs Dickdarmkrebs Prostatakrebs Eierstockkrebs	Thromboxan, Leukotriene
Allergien	Leukotriene
Immunologische Erkrankungen rheumatoide Arthritis Kollagenosen Colitis ulcerosa Psoriasis	Prostaglandin E, Leukotriene Leukotriene Thromboxan, Leukotriene Leukotriene

einer gesteigerten Bildung der Entzündungsstoffe verbunden sind (Tab. 2). Alle diese Krankheiten haben eines gemeinsam: das Ungleichgewicht zwischen Omega-6 und Omega-3 fördert die Bildung der Entzündungsstoffe und damit das Auftreten der verschiedenen Krankheiten.

Neben der segensreichen Hemmung der Entzündungsstoffe weisen die Omega-3-Fettsäuren noch eine zusätzliche Besonderheit auf, sie sind anders gefaltet (Eselsohren) als die Omega-6-Fettsäuren. Dies spielt besonders im Nervengewebe eine Rolle.

Omega-3-Fettsäuren sind Bausteine des Gehirns, der Augen und Keimdrüsen

Die Omega-3- und die Omega-6-Fettsäuren unterscheiden sich nicht nur in ihrer Wirkung auf die Entzündungsstoffe, sie zeigen auch eine ganz besondere Verteilung bei den Tieren. Während Landtiere vor allem Omega-6-Fettsäuren in ihrem Körper speichern, sind es bei den im Wasser lebenden Tieren die Omega-3-Fettsäuren. Dieser Unterschied war anfangs überraschend, bis man entdeckte, daß die Omega-6-Linolsäure die Haut wasserundurchlässig machen kann und dadurch den Körper vor Austrocknung schützt. Das Leben stammt ursprünglich aus dem Meer und hier war ein Schutz vor der Verdunstung nicht notwendig. Für Landtiere war der Schutz aber lebenswichtig, denn 60 Prozent des Körpers bestehen aus Wasser und dieser Wassergehalt des Körpers muß aufrecht erhalten werden. Die Omega-3 können diesen Schutz des Körpers nicht gewährleisten, denn sie sind anders gefaltet als die Omega-6. Forscher konnten zeigen, daß die Verbindung der Omega-6 Linolsäure mit einem besonderen Phospholipid die Haut wasserundurchlässig macht, während die

Omega-6 Arachidonsäure und auch alle Omega-3 dazu nicht in der Lage sind. Es gibt aber beim Menschen bestimmte Organe, die weiterhin vor allem aus Omega-3-Fettsäuren bestehen. Diese Organe sind, wie die Forschung ergeben hat, das Gehirn, die Netzhaut (Retina) des Auges und die Keimdrüsen. Diese Gewebe haben sich in der Evolution der Tiere kaum verändert, sie gewähren so fundamentale Funktionen, wie die Wahrnehmung, das Sehen, das Fühlen, das Empfinden, die Streßreaktion und auch die Fortpflanzung. Die Funktion dieser Gewebe ist nur gewährleistet, wenn ausreichend Omega-3-Fettsäuren zur Verfügung stehen. Hier haben die langkettigen Omega-3-Fettsäuren die wichtigste Funktion, es sind die Eicosapentaensäure und die Docosahexaensäure. Die Docosahexaensäure beeinflußt maßgeblich die Struktur und die Funktion der Gewebe. So konnte gezeigt werden, daß Säuglinge, denen zusätzlich Docosahexaensäure gegeben wurde, eine bessere Hirnentwicklung haben. Die Intelligenz entwickelte sich bei ihnen rascher und besser als bei den Säuglingen, deren Nahrung keine Omega-3-Fettsäuren zugesetzt wurden. Inzwischen hat die Medizin diese Erkenntnis an die Industrie weitergegeben und den künstlichen Muttermilch-Produkten wird seit geraumer Zeit diese Omega-3-Docosahexaensäure zugesetzt, um den Mangel auszugleichen. Die Muttermilch enthält hohe Anteile an der wichtigen Omega-3-Fettsäure, damit sich das unglaublich rasch wachsende Gehirn des Säuglings richtig entwickeln kann. Es ist unvorstellbar, wie schnell sich das Gehirngewicht des Neugeborenen steigert. Binnen 4 Monaten verdoppelt sich sein Gewicht, entsprechend groß ist der Bedarf an Omega-3-Fettsäuren. Das Nervengewebe, die Sehzellen und Keimdrüsen haben eine ganz besondere Fähigkeit, Omega-3-Fettsäure anzureichern und festzuhalten. Tierversuche zeigten, daß selbst die Nachkommen in der dritten Generation von Muttertieren, die ohne Omega-3-Fettsäuren aufgezogen wurden, immer noch diese lebenswichtige Fettsäure enthielten. Sie wird deshalb vom Muttertier mit der Milch in großer Menge ab-

Abb. 7

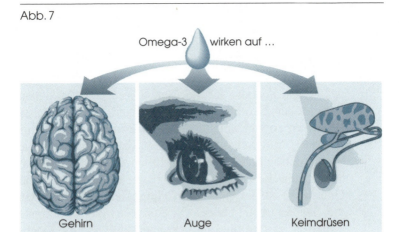

gegeben und in den lebensnotwendigen Geweben der Nachkommenschaft gespeichert. Versuche mit Affen konnten zeigen, daß die Sehschärfe nach Gabe von Omega-3-Fettsäuren deutlich zunahm und daß sich auch bei diesen Tieren die Intelligenz und Lernfähigkeit durch Omega-3 steigern läßt. Was im einzelnen diese wunderbaren Wirkungen der Omega-3-Fettsäure ausmacht, konnten die Forscher noch nicht ergründen, es ist aber sicher, daß es sich hier um eine strukturelle Besonderheit dieser Fettsäuren der Meerestiere handelt, die von keiner anderen Fettsäure erfüllt werden kann. Für den Erwachsenen ist ein Mangel an Omega-3-Fettsäure nicht zu befürchten, da das Gehirn, die Netzhaut und die Keimdrüsen diese lebensnotwendigen Bausteine fest speichern. Eine optimale Funktion ist aber nur bei höherer Zufuhr, als wir sie derzeit haben, gewährleistet. Es ist wahrscheinlich, daß eine langfristige Unterversorgung zu Funktionseinschränkungen führt, deshalb ist es auch den Erwachsenen anzuraten, auf eine ausreichende Zufuhr der Omega-3 zu achten.

4.
Vorbeugen und Behandeln mit Omega-3-Fettsäuren

Herz-Kreislauferkrankungen

Herz-Kreislauferkrankungen werden vor allem durch die Arteriosklerose, also die Gefäßverkalkung, ausgelöst. Omega-3 verdrängen nicht nur die schädliche Omega-6-Arachidonsäure und verhindern deren Umwandlung zu den schädigenden Entzündungsstoffen, sie können weit mehr. Omega-3-Fettsäuren verbessern die Fließfähigkeit des Blutes und die Reaktion der Gefäße auf Streßhormone. Hierdurch wird der Blutdruck gesenkt und die Gefahr eines Gefäßverschlusses vermindert. Tatsächlich konnten vergleichende Untersuchungen an Völkern mit hohem und niedrigem Fischverzehr diese Befunde bestätigen. Bei den Eskimos, die traditionell einen hohen Fischkonsum aufweisen, aber auch bei Japanern, Mittelmeerbewohnern und Skandinaviern aus küstennahen Gebieten war die Häufigkeit von Herz-Kreislauferkrankungen besonders niedrig, bei den Eskimos sogar unbekannt, bis sie westliche Verzehrgewohnheiten übernahmen. In Japan stieg die Arteriosklerose epidemieartig an, seit die traditionelle Nahrungszusammensetzung zugunsten einer »westlichen« Ernährung aufgegeben wurde.

Die Verzehrgewohnheiten in westlichen Industrienationen sind durch eine hohe Zufuhr tierischer Fette, die Cholesterin und gesättigte Fettsäuren enthalten, gekennzeichnet. Darüber hinaus ist die Ernährung zu reichlich, enthält zu viel Salz und zu viel Zucker. Es entsteht eine weit verbreitete Überernährung, deren schlimme Folgen durch das Ungleichgewicht zwischen den Omega-6- und Omega-3-Fettsäuren noch verstärkt wird. Mehr als 10 % der deutschen Bevölkerung leidet an Fettstoffwechselstörungen, die in einem engen Zusammenhang mit dem Auftreten der Arteriosklerose stehen. Sie haben sicher schon vom guten und vom bösen Cholesterin gehört, das in den VLDL, LDL und HDL transportiert wird. Diese Abkürzungen stehen für unterschiedlich große Fettkügelchen, in denen das Cholesterin im Blut in Lösung gehalten werden kann. Im wässrigen Medium Blut können Fette nicht gelöst werden. Auch Ihnen ist das bekannt, wenn sie nur an die Kugeln denken, die das Fett bildet, wenn sie es bei der Zubereitung einer Salatsauce in das Wasser und den Essig einrühren. Die Fettkügelchen in der Salatsauce lösen sich langsam wieder auf und schwimmen oben, wenn sie eine Weile warten. Das darf im Blut nicht passieren, deshalb wird das Fett in Eiweiß eingebaut und als Fett-Eiweiß-Kugel (Lipoprotein) transportiert. Entsprechend ihrer Größe werden die Transportkugeln für das Fett in verschiedene Klassen unterteilt: VLDL (very low density lipoproteins) sind die größten, während des Transportes im Blut geben sie Fette zur Energiegewinnung an die Muskeln ab und werden dadurch zu kleineren Fettkügelchen. Als LDL (low density lipoproteins) geben sie das Cholesterin aus der Nahrung an die Zellen ab. Je mehr LDL im Blut vorhanden sind, desto mehr werden die Zellen mit Cholesterin belastet und desto häufiger kommt es zum Auftreten einer Arteriosklerose. Die kleinsten Fettkügelchen sind die HDL (high density lipoproteins). Sie sind deshalb so nützlich und gut, weil sie das Cholesterin von den Zellen wieder zur Leber und zur Ausscheidung über die Galle transportieren. Je niedriger der LDL-Spiegel und je höher der HDL-Spiegel im Blut ist, desto größer ist der Schutz vor einer Arteriosklerose. Es war eine besondere Überraschung, als Forschungen gezeigt haben, daß Omega-3-Fettsäuren die VLDL und die LDL vermindern, die günstigen HDL aber ansteigen lassen. Da das HDL-Cholesterin das Risiko einer Herz-Kreislauferkrankung vermindert, war hierdurch auch die Abnahme dieser häufigen Erkrankung in den Zivilisationsländern bei allen Studien mit Omega-3-Fettsäuren nachzuweisen. Omega-3-Fettsäuren sind also auch hilfreich bei Fettstoffwechselstörungen. Wie das im einzelnen aussieht, soll in den folgenden Kapiteln besprochen werden.

Fettstoffwechselstörungen

Fettstoffwechselstörungen sind in den Industrienationen zu einer wirklichen Tragik geworden. Zahlreiche Faktoren tragen zu dem so häufig beobachteten Anstieg der Blutfette bei. Hierzu gehören die falsche Ernährung, mit Ungleichgewicht zwischen Omega-3- und Omega-6-Fettsäuren, die Überernährung und der Bewegungsmangel, die sich mit zunehmendem Alter immer schlimmer auswirken. Mehr als 10% der Bevölkerung leiden an Fettstoffwechselstörungen, die häufigste ist mit dem Übergewicht assoziiert und kann durch eine Gewichtsabnahme behandelt werden. Aber nicht alle Personen mit Übergewicht haben auch eine Fettstoffwechselstörung. Die ererbten Anlagen spielen eine wesentliche Rolle. Die Neigung zu einer Erhöhung der Blutfette wird nicht gleichmäßig vererbt. Die Variationsbreite reicht von völliger Symptomfreiheit auch unter extrem hohem Körpergewicht bis zum Auftreten der Fettstoffwechselstörung auch bei normalem Körpergewicht. Besonders wichtig ist dies bei der Erhöhung des Cholesterins. Hier kann die Erbanlage so ausgeprägt sein, daß die Ernährung praktisch keine Rolle mehr spielt. Diese Fälle sind aber, Gott sei Dank, sehr selten. Sie machen weniger als ein Prozent aller Fettstoffwechselstörungen aus. Aber auch bei der anderen Form der Blutfetterhöhung, der Hypertriglyceridämie, kennen wir eine eindeutige erbliche Belastung, die aber offensichtlich weniger ausgeprägt ist als bei der Erhöhung des Cholesterins. Leider gibt es noch keine Untersuchungsmethoden, das Ausmaß der erblichen Belastung eindeutig festzulegen. Deshalb ist in fast allen Fällen ein Versuch der Ernährungstherapie gerechtfertigt.

Die Blutfette werden sowohl durch ein »zu viel« wie auch durch ein »zu fett« in der Kost gesteigert. Eine besondere Rolle spielt dabei der Alkohol, der bei mäßigem Konsum bevorzugt vom Körper verbrannt wird und die zugeführten Fette bleiben im Blut liegen. Das gilt besonders für die Triglyceride. Da wir von den beiden Blutfetten, dem Cholesterin und den Triglyceriden noch mehr hören werden, sollen sie kurz beschrieben werden.
Um mit dem Wichtigeren anzufangen, wenden wir uns zunächst dem Cholesterin zu, das Ihnen von der Werbung und von den Medien als Wort sicher vertraut ist. Im täglichen Gebrauch haben wir weniger damit zu tun. Es kommt in der Natur zwar in allen tierischen Zellen vor und diese können es sogar bilden, aber in isolierter Form kennt es nur der Chemiker. Es ist ein weißes, kristallines Pulver, das im Körper als Zellbaustein, aber auch als Ausgangssubstanz für Hormone und Gallensäuren dient. Wir haben schon gelesen, daß es im Blut nur in den Fett-Eiweiß-Kugeln, den Lipoproteinen transportiert wird. Bei zu hoher Konzentration, besonders wenn es in den Lipoproteinen niedriger Dichte, den LDL, vorhanden ist, schädigt es die Blutgefäße und trägt maßgeblich zum Auftreten der Arteriosklerose bei.

Dagegen kennen wir die Triglyceride als übliches Fett, das wir als Butter, Schmalz, Rindertalg, Schweinefett und ähnliche Nahrungsmittel täglich verwenden. Auch die Margarine und die gesundheitsfördernden Öle, wie Weizenkeimöl und Olivenöl besteht aus Triglyceriden. Den unterschiedlichen gesundheitlichen Wert für Triglyceride bedingen die darin enthaltenen Fettsäuren. In den aus gesundheitlichen Gründen besonders empfehlenswerten Haushaltsfetten finden sich die Triglyceride, die zu einem hohen Prozentsatz Omega-3-Fette enthalten, wie z.B. das Weizenkeimöl, das Rapsöl, das Sojaöl oder das Leinöl. Auch die Fischfette, die wir mit dem Hering, der Makrele, dem Lachs oder dem Lebertran zu uns nehmen, sind Triglyceride. Wir haben im täglichen Gebrauch also die Wahl zwischen günstigen und ungünstigen Triglyceriden. Erstaunlich ist auch, daß diese unterschiedliche Zusammensetzung der Haushaltsfette die Blutfette verschiedenartig beeinflußt. Gesättigte Fettsäuren, wie sie vor allem im Palmöl, im Rindertalg oder im Schweineschmalz vorkommen, erhöhen im Blut die Triglyceridspiegel. Omega-6-Fettsäuren, die sich in den meisten Pflanzenölen wie dem Sonnenblumenöl, dem Distelöl oder dem Maiskeimöl finden, lassen die Triglyceride im Blut unbeeinflußt. Dagegen senken die Omega-3 der Fischöle die Triglyceridspiegel. Einige Pflanzenöle haben die Vorstufe der Fischöle in sich, das ist das Weizenkeimöl, das Rapsöl, das Leinöl, das Walnuß- und das Sojaöl. Aus diesen Vorstufen kann der Körper die erwünschten Omega-3 Fischöle machen. Allerdings ist diese Möglichkeit sehr eingeschränkt. Schlecht ist es also, Schweinespeck, Butter und fette Wurst zu verzehren. Besser ist es, Margarine und Pflanzenfette zu verwenden und am besten ist es, auf eine ausreichende Zu-

Abb. 8: Ernährungsempfehlung: Gemüse, Salate und Fisch

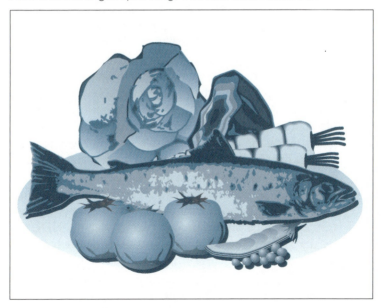

fuhr von Omega-3-Fettsäuren zu achten. In der Nahrung sollte das Verhältnis zwischen Omega-6- und Omega-3-Fettsäuren bei etwa 6:1 liegen. Derzeit findet sich in unserer Nahrung ein Verhältnis von etwa 20:1.

Wer profitiert bei erhöhten Blutfettspiegeln von Omega-3-Fettsäuren?

Die am stärksten Betroffenen profitieren auch am meisten von den Omega-3. Die Triglyceride im Blut werden durch Fischölfettsäuren um so mehr gesenkt, je höher der Ausgangswert ist. Noch immer sind sich die Experten nicht ganz einig, wie es zur Senkung der Triglyceride durch Omega-3 kommt. Die Blutfette werden in allen Größen der Fett-Eiweiß-Kugeln transportiert. Die Omega-3 machen die Kugeln kleiner, so werden aus den ungünstigen LDL-Kugeln die günstigen HDL-Kugeln. Das ist sicher eine der Wirkungen der Omega-3 auf die Blutfette. Darüber hinaus vermindern Fischöl-Fettsäuren die Bildung der Triglyceride in der Leber und sie scheinen auch den Abbau der Triglyceride zu fördern. Alle Experten finden es äußerst beachtenswert, daß die nach ihrer traditionellen Weise lebenden Eskimos einen weit höheren Fett- und Cholesterinverzehr haben als Mitteleuropäer, daß aber die Blutfette bei ihnen selten oder nie erhöht sind und der Herzinfarkt unbekannt ist. Diese erstaunlichen Zusammenhänge werden durch den hohen Fischkonsum, genauer durch die darin enthaltenen Omega-3 erklärt. Ein Beweis der Omega-3 Wirkung sind die niedrigen Spiegel der den Herzinfarkt fördernden VLDL und LDL bei den Eskimos, während die Spiegel des schützenden HDL bei ihnen besonders hoch sind. Auch nachträglich durchgeführte klinische Studien haben gezeigt, daß die HDL unter der Zufuhr von Omega-3-Fettsäuren deutlich ansteigen.

Wie sicher ist die Wirkung?

Die Senkung der Triglyceride im Blut durch die Omega-3-Fettsäuren ist eindeutig durch mehr als zehn Großstudien bewiesen. Es besteht daran kein Zweifel, so daß sogar die Krankenkassen sich dazu entschlossen haben, Omega-3-Fettsäuren als Arzneimittel für Patienten mit erhöhten Triglyceridspiegeln zu bezahlen. Die vielen Studien konnten auch zeigen, daß die erwünschten Wirkungen der Omega-3-Fettsäuren durch zahlreiche einzelne Effekte ausgelöst werden: sie vermindern die Bildung der Fetttransporter (Chylomikronen und VLDL) im Darm und in der Leber und fördern deren Abbau im Blut. In den Studien konnte die segensreiche Wirkung der Omega-3-Fettsäuren gesteigert werden, wenn gleichzeitig die gesättigten Fettsäuren in der Nahrung vermindert wurden. Zur Verminderung der Arteriosklerose tragen natürlich auch die anderen Wirkungen der Omega-3-Fettsäuren bei, wie die Verbesserung der Fließfähigkeit des Blutes und die damit verbundene Steigerung der Durchblutung, genauso wie die Hemmung der gerinnungsfördernden Entzündungsstoffe und die Verminderung der schädlichen Arachidonsäure.

Wie hoch ist die Dosierung?

Hier bewahrheitet sich das alte Sprichwort: *Viel hilft viel.* Die durchgeführten Studien haben gezeigt, daß eine Dosis-Wirkungs-Beziehung besteht. Je mehr Fischöl zugeführt wurde, desto größer war der Effekt auf die Triglyzceride im Blut. In manchen Studien wurde eine Menge von 4 bis 6 g Fischöl pro Tag gegeben, was einer Kapselzahl von 8 bis 12 pro Tag entspricht. Diese Menge ist natürlich weder empfehlenswert noch wirklich praktikabel. Deshalb kommt einer Ernährungsumstellung auf eine gesunde Kost, nach den Regeln der Deutschen Gesellschaft für Ernährung, besondere Bedeutung zu. Wenn Sie den Fettkonsum insgesamt vermindern, Ihr Gewicht normalisieren und auf ausreichend Bewegung achten, genügen 2 Kapseln Fischöl pro Tag. Da rentiert es sich wirklich, auf eine gesunde Kost zu achten.

Was ist zu beachten?

Besonders amerikanische Studien haben eine hohe Zufuhr von Fischölfettsäuren pro Tag verwendet, manchmal wurden bis zu 20 Kapseln pro Tag gegeben. Auf die Zusammensetzung der verzehrten Kost wurde in diesen Studien nicht geachtet. Dementsprechend war die Wirkung der Fischöl-Kapseln gering. Dies beruht auf einer sehr einfachen Tatsache: Fischöl-Fettsäuren enthalten, wie gesagt, viele Doppelbindungen, sie sind mehrfach ungesättigte Fettsäuren. Diese Doppelbindungen werden leicht von Sauerstoffradikalen angegriffen und es entstehen schädliche Produkte, die den Wert der Omega-3-Fettsäuren vermindern. Kurz gesagt, Fischölfettsäuren in hohen Dosen steigern den Bedarf an Antioxidantien. Wird eine Menge von mehr als 2 g Fischölfettsäuren pro Tag gegeben, ist eine zusätzliche Verabreichung von Vitamin E unabdingbar. Sie sehen also auch daran, wie wichtig die Umstellung auf eine gesunde Kost auch bei so wertvollen Nahrungsergänzungsmitteln wie den Omega-3 ist.

Vorbeugung der Arteriosklerose

Wer sollte daran denken?

Die Arteriosklerose ist eine Erkrankung des höheren Lebensalters. Da wir alle eine höhere Lebenserwartung haben als unsere Vorfahren, sollten wir auch alle an die Vorbeugung der Arteriosklerose denken. Wie in den vorausgehenden Kapiteln beschrieben, hat die Arteriosklerose zahlreiche Gründe, jeder davon ist wichtig für die Vorbeugung. Wenn zu viel, zu fett, zu cholesterinreich und zu salzreich gegessen wird, hat die zusätzliche Einnahme von Omega-3-Fettsäuren nur einen geringen Nutzen. Der Arteriosklerose kann am besten durch eine gesunde Ernährung und durch eine gesunde Lebensweise, die sowohl mehr Bewegung wie auch den Verzicht auf Nikotin und die Vermeidung von Streß beinhaltet, vorgebeugt werden. Wenn dann noch von Menschen ab 40 hochwertige Omega-3 eingenommen werden, so kann tatsächlich eine wirksame Vorbeugung der Arteriosklerose erwartet werden. Die Fischölkapseln sind um so wirksamer, je mehr Omega-3 in einer Kapsel enthalten sind. Das günstigste Verhältnis haben die Kapseln, die aus frei lebenden Tiefseefischen hergestellt werden. Mehrere Studien haben gezeigt, daß neben der Menge der täglich zugeführten Omega-3 auch die Dauer der Einnahme über den Erfolg entscheidet. Die gleichmäßige Einnahme über einen längeren Zeitraum ist günstiger als hohe Mengen in einer kürzeren Zeit.

Wie hoch ist die Dosierung?

Wenn kein erhöhter Blutdruck, keine Fettstoffwechselstörung und kein Blutzucker vorliegen, sind für Personen über 40 Jahren zwei Kapseln der Omega-3 pro Tag ausreichend. Hier muß aber auf die Zusammensetzung der Kapseln genau geachtet werden. Am Markt sind viele minderwertige Produkte, die aus Zuchtfarmen stammen und deren Gehalt an Omega-3 aufgrund der künstlichen Fütterung der Fische äußerst gering sein kann. Wenn weitere Risikofaktoren für eine Arteriosklerose bestehen, ist eine Erhöhung der Dosis, besonders aber die Befolgung der anderen Ratschläge zur Vermeidung der Arteriosklerose angezeigt.

Was ist zu beachten?

Versuche an Tieren haben ergeben, daß die Hemmung der Blutgerinnung, die besonders für die Vorbeugung der Arteriosklerose wichtig ist, sich durch Omega-3-Fettsäuren nur dann erzielen läßt, wenn gleichzeitig die gesättigten Fette in der Nahrung vermindert werden. Dies können Sie erreichen, wenn Sie ein paarmal pro Woche auf Fleisch, Wurst, fetten Käse, Sahne und Torten verzichten.

Schutz der Herzkranzgefäße durch Omega-3-Fettsäuren

Die Herzkranzgefäße versorgen den Herzmuskel mit Blut, sie werden direkt vom Herzen gespeist. Wenn der Druck im Herzen ansteigt, so nimmt die Versorgung der Herzkranzgefäße und damit des Herzmuskels ab, denn die Herzkranzgefäße werden nur in der Ruhepause des Herzens durchblutet. Besteht ein hoher Blutdruck, so nimmt die Ruhepause des Herzens ab und die Durchblutung der Herzkranzgefäße sinkt. Infolge dieser komplizierten Regulation sind die Herzkranzgefäße von der Arteriosklerose besonders betroffen, andererseits wirkt sich die Arteriosklerose in den Herzkranzgefäßen besonders dramatisch aus. Eine Durchblutungsstörung der Herzkranzgefäße führt zu Schmerzen und zu Engegefühl in der Brust (Angina pectoris), ein Verschluß der Herzkranzgefäße (Thrombose) zum Herzinfarkt. Dieser Entwicklung kann durch Omega-3-Fettsäuren vorgebeugt werden, da sie die Fließfähigkeit des Blutes verbessern, den Blutdruck senken und der Thrombose vorbeugen.

Wer kann von einem Schutz der Herzkranzgefäße durch Omega-3-Fettsäuren profitieren?

Die Herzkranzgefäße sind bei allen Personen gefährdet, die einen erhöhten Blutdruck, einen erhöhten Blutzukker, eine Herzmuskelschwäche oder eine Fettstoffwechselstörung haben. Bei diesen Personen ist die konsequente Behandlung der Erkrankung, sowie die erhöhte Zufuhr von Omega-3-Fettsäuren angezeigt. Allerdings muß die Behandlung frühzeitig begonnen werden, da die Omega-3 nur langsam in die Köperzellen eingebaut werden. Die Behandlung soll auch über einen langen Zeitraum weitergeführt werden, da eine optimale Konzentration der Omega-3 erst nach diesem Zeitpunkt erreicht wird.

Wie sicher ist die Wirkung?

Große Studien in den USA, aber auch in Deutschland, haben bewiesen, daß durch Omega-3-Fettsäuren die Zahl der Herzinfarkte bei gefährdeten Personen abnimmt. Besonders deutlich war die Wirkung, wenn zusätzliche Ernährungsmaßnahmen getroffen wurden und eine wirksame medikamentöse Behandlung konsequent erfolgte. Unter diesen Bedingungen waren Omega-3-Fettsäuren wirksame und sichere Mittel, die den betroffenen Patienten statistisch signifikant geholfen und die Wirkung der gegebenen Medikamente kraftvoll unterstützt haben.

Wie hoch ist die Dosierung?

Besteht bereits eine Verengung der Herzkranzgefäße, so muß die Durchblutung des Herzens mit allen zur Verfügung stehenden Mitteln gewährleistet werden. Sehr wichtig ist die konsequente Einnahme aller Medikamente, die zur Erweiterung der Herzkranzgefäße verordnet wurden. Erst im Laufe von 4 bis 6 Wochen zeigt sich die Wirkung der Omega-3-Fettsäuren, und dann können, entsprechend der Beschwerden, die anderen Medikamente in der Dosis reduziert werden.

Herzrhythmusstörungen

Normalerweise schlägt unser Herz in gleichmäßigem Takt, angetrieben von einem Taktgeber, der zwischen dem Vorhof des Herzens und der Herzkammer liegt. Herzrhythmusstörungen können aus verschiedenen Gründen auftreten, z.B. wenn der Taktgeber erkrankt ist oder infolge einer Reizung des Herzmuskels neue Taktgeber entstanden sind. Die Natur hat eine größtmögliche Vorsorge getroffen. Damit das Herz nicht stehen bleibt, kann prinzipiell fast jeder Teil des Herzens zu einem solchen Taktgeber werden. Dies sollte eigentlich ein Schutz sein, denn der Stillstand des Herzens bedeutet natürlich für uns den Tod. Andererseits kann es durch bestimmte Krankheiten zur gleichzeitigen Aktivierung mehrerer Taktgeber kommen und die Folge ist dann ein unregelmäßiger Puls durch Extraschläge des Herzens. Dieser Vorgang wird besonders beobachtet, wenn sich das Herz in großer Not befindet. Bei einem Herzinfarkt sterben mehr Menschen an diesem unregelmäßigem Puls als an der Herzschwäche. Es kommt bei diesen Extraschlägen auf die Häufigkeit an. Schlägt das Herz zu schnell, so hat das Blut keine Zeit mehr, um nachzuströmen. Bei diesen schnellen Rhythmusstörungen pumpt das Herz vergeblich, denn es ist noch kein Blut in die Kammern geflossen. Die gefährlichste Form der Herzrhythmusstörungen ist dann eingetreten, wenn die Herzschlagfolge so schnell wird, daß kein Blut mehr transportiert werden kann. Diese Form der Herzrhythmusstörung stellt eine tödliche Bedrohung dar und deshalb wurden zahlreiche Medikamente entwickelt um Herzrhythmusstörungen zu behandeln. Mit großem Entsetzen nahm die Fachwelt zur Kenntnis, daß viele dieser Medikamente, die eine Behandlung der Herzrhythmusstörungen bewirken sollten, das Leben der Patienten verkürzten. Deshalb war es besonders interessant, daß Omega-3-Fettsäuren offenbar wirksame Mittel gegen Herzrhythmusstörungen sind.

Welche Patienten mit Herzrhythmusstörungen können von Omega-3-Fettsäuren profitieren?

Bereits im Jahre 1988 ergab eine von Burr[15] durchgeführte Studie, daß bei Patienten nach Herzinfarkt der plötzliche Herztod um ein Drittel gesenkt werden kann, wenn etwa 1 g Fischöl pro Tag nach dem Infarkt zugeführt wurde. In dieser Studie bewerkstelligten die Patienten die Zufuhr von 1 g Fischöl pro Tag durch einen moderaten Fischkonsum, etwa 2 Makrelen pro Woche. Die Studie von Burr wurde eigentlich durchgeführt, um die günstige Wirkung der Omega-3-Fettsäuren auf die Herzkranzgefäße und die Infarktrate zu zeigen. Die Anzahl der Patienten, die den Infarkt überlebten, stieg aber in dieser Studie an. Weitere Überlegungen machten natürlich klar, daß ein lebenslanger Prozeß, wie die Arteriosklerose, auch durch das beste Arzneimittel, nicht einmal durch Omega-3, binnen Wochen rückgängig gemacht werden kann. Zuerst war die überaus erstaunliche Abnahme des plötzlichen Herztodes unter Omega-3-Fettsäuren bei diesen Patienten nach Herzinfarkt ein großes Rätsel. Dessen Lösung wurde erst erkennbar, als festgestellt wurde, daß nach einem Herzinfarkt am häufigsten Herzrhythmusstörungen zum Tode führten. Diese tödlichen Herzrhythmusstörungen traten unter bestimmten Medikamenten, die bei Herzrhythmusstörungen eingesetzt wurden, besonders häufig auf und hierdurch konnten endlich die segensreichen Wirkungen der Omega-3-Fettsäuren bei diesen Störungen erklärt werden – Ironie des Schicksals.

Wie sicher ist die Wirkung?

In der Folgezeit wurden zahlreiche Tierversuche und auch Untersuchungen an Menschen durchgeführt, die alle zeigten, daß die Häufigkeit tödlicher Herzrhythmusstörungen durch Omega-3 gesenkt werden kann. Es wird vermutet, daß die antiarrhythmische Wirkung der Omega-3 durch den bereits beschriebenen Einfluß auf die aus Arachidonsäure entstehenden Entzündungsstoffe, evtl. aber auch durch die besonderen Struktureigenschaften der Omega-3 bedingt sind. Aufgrund ihrer besonderen Faltung (Eselsohren) können Omega-3-Fettsäuren den Transport der Kalziumionen über die Zellmembran verändern und dadurch Herzrhythmusstörungen vermindern. Unterstützt wird die letztere Ansicht durch die Beobachtung, daß auch Linolsäure eine antiarrhythmische Wirkung hat, während sich Ölsäure neutral verhält und gesättigte Fettsäuren, Transfettsäuren und Arachidonsäure Herzrhythmusstörungen fördern.

Für die Wirkung der Omega-3 ist es entscheidend, daß sie bereits in den Herzmuskel aufgenommen sind, wenn es zu Rhythmusstörungen kommt. Es ist deshalb wichtig, möglichst bald nach einem Infarkt mit Omega-3 zu beginnen. Besser ist es natürlich, dies schon früher zu tun, damit es erst gar nicht zum Herzinfarkt kommt. Die Studien zeigen, daß bis zu einem Drittel der tödlichen Herzrhythmusstörungen verhindert werden konnte, die Wirkung der Omega-3 nahm über den Zeitraum von 2 Jahren stetig zu.

Wie hoch ist die Dosierung?

Offenbar genügt zur Verhinderung der Herzrhythmusstörungen eine niedrige Dosis Omega-3. Aus den vorliegenden Studien kann geschlossen werden, daß ein moderater Fischkonsum, also etwa 2 mal pro Woche ein fettreicher Fisch, ausreichend ist. Wer nicht regelmäßig

Fisch essen kann oder will, kann die Zufuhr auch mit Omega-3-Konzentraten durchführen, sollte aber auf die Qualität der angebotenen Fischöl-Kapseln achten (siehe Seiten 20 und 41).

Was ist zu beachten?

Die enttäuschenden Wirkungen einiger Medikamente zur Behandlung der Herzrhythmusstörungen hat in der Fachwelt zu neuen Erkenntnissen geführt. Heute werden nur noch bestimmte Medikamente, deren Wirkung in großen Studien gesichert ist, zur Behandlung der Herzrhythmusstörungen eingesetzt. Diese Medikamente haben in Langzeitstudien eine Verlängerung der Lebenserwartung gebracht und dürfen keinesfalls abgesetzt werden. Omega-3 vertragen sich gut mit diesen Medikamenten und können deshalb immer als Therapie mit zusätzlichem Nutzen verwendet werden. Die negativen Auswirkungen mancher Medikamente hatten auch ihre guten Seiten. Sowohl den Ärzten wie auch den Patienten war wieder einmal klar vor Augen geführt worden, wie wichtig eine ausgewogene und gesunde Ernährung ist. Durch die rechtzeitige Zufuhr von Omega-3 kann einem so kompliziert geregelten System, wie dem Herzen, auf natürliche Weise geholfen werden.

Bluthochdruck

Fragen Sie ruhig einmal in Ihrem Bekanntenkreis, wer auch einen erhöhten Blutdruck hat. Sie werden erstaunt sein, etwa von jedem vierten zu erfahren, daß sein Blutdruck erhöht ist. Gott sei Dank haben 80 % der Bluthochdruck-Patienten nur gering erhöhte Werte. Aber auch sie sind von den Folgen des hohen Blutdrucks bedroht. Ein ständig erhöhter Blutdruck belastet das Herz, führt zur Sehverschlechterung und zur Einschränkung der Nierenfunktion, um nur einige der fatalen Folgen aufzuzählen. Natürlich wird auch dem Auftreten der Arteriosklerose Vorschub geleistet. Deshalb ist die Normalisierung des Blutdrucks, auch wenn die Werte nur mäßig erhöht sind, äußerst wichtig. Meist greift der Arzt gleich zum Rezeptblock, wenn mehrfach erhöhte Blutdruckwerte festgestellt werden. Immer mehr Studien zeigen aber, daß Medikamente – ähnlich wie bei den Herzrhythmusstörungen – bei erhöhten Blutdruckwerten nur bedingt helfen. Wird eine falsche Ernährung und Lebensweise* weiterhin beibehalten, so treten unter der medikamentös bedingten Blutdrucksenkung, neue, ungünstige Regelkreise auf, die den Wert der medikamentösen Blutdrucksenkung vermindern. Ein Beispiel ist die Erhöhung der Harnsäure oder die Ausscheidung des Kaliums durch bestimmte häufig verwendete blutdrucksenkende Medikamente. Es ist aber auch klar, daß ein übergewichtiger Mann mit erhöhtem Blutdruck sein Herz durch eine Blutdrucksenkung mit Medikamenten nicht wesentlich entlasten kann. Er muß sein Körpergewicht weiterhin treppauf und treppab den ganzen Tag mit sich herumtragen und dies belastet natürlich sein Herz trotz aller Medikamente.

Tatsächlich haben die durchgeführten Studien gezeigt, daß Patienten die Omega-3 einnehmen, zusätzlich ihr Gewicht reduzieren und wenig Kochsalz, aber viel Kalium und Magnesium zu sich nehmen, eine besonders gute Wirkung der Medikamente erzielen. Dieser Effekt wird auf eine Verminderung der Wirkung gefäßverengender Substanzen, wie dem Noradrenalin, aber auch auf eine geringere Bildung von Entzündungsstoffen (Thromboxan) zurückgeführt.

---

* Hinweise zur richtigen Ernährung finden Sie beispielsweise in dem Buch »Kochen für das Herz« von Dr.med. Peter E. Balmer u. a. aus der Edition FONA, CH-5600 Lenzburg 2.

Wie sicher ist die Wirkung?

Die Verminderung des Blutdrucks durch Omega-3 war lange Zeit nicht gesichert und wurde durch klinische Studien während der letzten Jahre erst bewiesen. Ein wichtiges Ergebnis war, daß der Blutdruck in Ruhe nur wenig beeinflußt wird. Deshalb waren die ersten Studien auch uneinheitlich. Neben einem fehlenden Effekt wurde über eine Senkung des systolischen und diastolischen Blutdrucks, aber auch über einen ausbleibenden Blutdruckanstieg während Adrenalininfusionen berichtet. Auf den Blutdruck in Ruhe wirken sich offenbar andere Maßnahmen – wie die Verminderung der Salzzufuhr, Gewichtsabnahme, Erhöhung der Kaliumzufuhr oder Einschränkung des Alkoholkonsums – mehr aus als die Omega-3-Fettsäuren. Deren wichtigste Wirkung ist in diesem Zusammenhang die Absenkung der Entzündungsstoffe (Thromboxan) und die verminderte Wirksamkeit der gefäßverengenden Hormone (Noradrenalin). Um allein durch Omega-3 eine Blutdrucksenkung nachweisbar zu machen, sind hohe Dosen (bis zu 15 g pro Tag) erforderlich. Deshalb sind die oben angeführten anderen diätetischen Maßnahmen im Zusammenhang mit den Omega-3-Fettsäuren dringend anzuraten.

Blutzucker und die Folgen – Omega-3-Fettsäuren helfen.

Eine Senkung des erhöhten Blutzuckers (Diabetes mellitus) ist durch Omega-3 nicht zu erreichen. Vielmehr haben hohe Dosierungen von mehr als 4 g pro Tag einen negativen Effekt, wie dies auch für andere mehrfach ungesättigte Fettsäuren bereits beschrieben worden ist[29]. Neuere Studien, bei denen nur 2 bis 3 g Fischöl pro Tag gegeben wurden, zeigten unter der geringeren Dosierung keine nachteiligen Wirkungen auf den Blutzuckerspiegel. Im Gegenteil, es konnten günstige Wirkungen auf die Folgeerscheinungen des erhöhten Blutzuckers festgestellt werden. So wurde die erhöhte Gerinnungsneigung des Blutes normalisiert. Patienten mit erhöhtem Blutzucker weisen eine höhere Konzentration des gefäßverengenden Thromboxan im Blut auf als Gesunde, und die Blutgerinnung (Thrombozytenaggregation) ist bei ihnen nachweislich gesteigert. Die damit zusammenhängende Arteriosklerose, Blutdrucksteigerung und deren Folgen wie Herzinfarkt, Schlaganfall, Nierenerkrankungen und Sehstörungen treten bei diesen Patienten mit Diabetes erheblich häufiger auf. Omega-3 wirken den nachteiligen Folgeerscheinungen des erhöhten Blutzuckers entgegen und sind deshalb für Patienten mit Diabetes in der angegebenen Dosierung zu empfehlen.

Wie sicher ist die Wirkung?

Bis zu einer Dosis von 3 g pro Tag kommt es zu keinen nachteiligen Wirkungen bei Patienten mit insulinpflichtigem oder nicht-insulinpflichtigem Diabetes mellitus. Die günstigen Wirkungen der Omega-3-Fettsäuren sind schon mit 1 bis 2 g Omega-3 pro Tag zu erwarten.

Wie hoch ist die Dosierung?

Bei erhöhtem Blutzuckerspiegel, besonders bei nicht ganz optimaler Einstellung des Blutzuckers, werden übermäßig viele Sauerstoffradikale gebildet, nachweislich mit der oben beschriebenen erhöhten Thromboxanbildung. Deshalb sind bei Diabetikern die wertvollen Omega-3-Fettsäuren auch nicht vor der Oxidation geschützt und eine zusätzliche Gabe von Antioxidantien, besonders Vitamin E, ist bei erhöhtem Blutzuckerspiegel anzuraten. Die Menge der Omega-3-Fettsäuren sollte 1 bis 2 g pro Tag nicht überschreiten.

Was ist zu beachten?

Damit sich die günstigen Wirkungen der Omega-3-Fettsäuren voll entfalten können, ist auf eine exakte Einstellung des Blutzuckers mit der entsprechenden Medikation und die zusätzlichen Ernährungsmaßnahmen wie Erreichen des Normalgewichts, Vermeidung von Streß und übermäßigem Alkoholkonsum zu achten. Erlaubt sind bis zu 20 Gramm Alkohol pro Tag bei Frauen und 40 Gramm pro Tag bei Männern. Dies entspricht leider nur einem halben Liter Bier oder einem Viertelliter Wein pro Tag. Ebenso sind alle anderen ernährungstherapeutischen Maßnahmen, die bereits aufgezählt wurden (Seiten 14 ff., 36/37), angezeigt.

Nierenerkrankungen

Die Forschung der letzten Jahre hat gezeigt, daß Omega-3 sehr ausgeprägte Wirkungen auf das Immunsystem ausüben. Sie können vor allem bei sogenannten Autoimmunerkrankungen helfen, das fehlgesteuerte Immunsystem wieder zu harmonisieren. Die Fehlsteuerung des Immunsystems bei Autoimmunerkrankungen beruht meist auf einer erhöhten Aktivität bestimmter weißer Blutzellen, den sogenannten Lymphozyten. Diese greifen körpereigenes Gewebe an und verursachen hierdurch eine Entzündung. Wie wir bereits bei der Arteriosklerose gesehen haben, können Omega-3 die Bildung der Entzündungsstoffe vermindern. Hierdurch erklärt sich auch ihre Wirkung bei Krankheiten, bei denen Körperzellen, nämlich die Lymphozyten, körpereigenes Gewebe angreifen. Da der Körper hier offenbar nicht zwischen »Selbst« und »nicht selbst« unterscheiden kann, faßt man diese Krankheiten unter dem Namen Autoimmunerkrankungen zusammen.

Eine dieser Erkrankungen ist die Nierenentzündung, bei der ein falsch synthetisierter Eiweißstoff (Immunglobulin A) die feinen Blutgefäße der Niere verstopft und dadurch zu einer Nierenschwäche führt. Untersuchungen von Fung[28] haben eindeutig bewiesen, daß es durch Fischöl zu einer Verlangsamung des Krankheitsprozesses kommt.

Wie sicher ist die Wirkung?

Über den Beobachtungszeitraum von 2 Jahren konnte der Erfolg der Therapie gezeigt werden. Bisher gibt es allerdings noch keine Langzeitbeobachtung über 10 bis 12 Jahre und auch noch zu wenig Erfahrungen, inwieweit eine Diät, wie bei der Arteriosklerose beschrieben, die Wirkung der Omega-3-Fettsäuren unterstützen kann.

Wie hoch ist die Dosierung?

Diese Frage ist besonders wichtig, denn bei der durch Immunglobulin A ausgelösten Nierenentzündung sind hohe Dosen an Omega-3-Fettsäuren erforderlich. In der oben erwähnten Studie wurden 6 bis 12 g Omega-3 pro Tag gegeben. Die Behandlung sollte deshalb besonders bei dieser Erkrankung immer in den Händen eines Arztes bleiben.

Was ist zu beachten?

Werden zu hohe Dosen an Omega-3 über einen längeren Zeitraum gegeben, so kann es zu einer Verlängerung der Blutungszeit und zu einer Blutungsneigung kommen. Der behandelnde Arzt muß deshalb entscheiden, wieviel Omega-3 gegeben werden können.

Darmerkrankungen (Morbus Crohn, Colitis ulcerosa)

Autoimmunerkrankungen nehmen in den Industrienationen beständig zu. Sie können alle Organe des Körpers befallen. Eine Autoimmunerkrankung, wie bei den Nierenerkrankungen beschrieben, kann ebenso den Darm befallen. Auch hier kommt es zum Angriff der Lymphozyten auf körpereigenes Gewebe, da sich möglicherweise ein schädigender Stoff, z.B. ein Virus, in diesen Geweben, hier also im Darm, versteckt. Die Ursache der Zunahme von Autoimmunerkrankungen in den westlichen Industrienationen ist unbekannt. Man macht die vermehrte Belastung mit Sauerstoffradikalen, aber auch eine ungünstige Ernährung dafür verantwortlich. Auffallend ist, daß diese Erkrankungen durch Omega-3 zu bessern sind. Die häufigsten Darmerkrankungen, die durch einen Autoimmunprozeß hervorgerufen werden, sind die Colitis ulcerosa und der Morbus Crohn. Dauernde Entzündungen plagen die Patienten, die meist lebenslang auf die Einnahme von Medikamenten angewiesen sind. Für diese Patienten ist es besonders wichtig, durch eine entsprechende Ernährung und Omega-3 die notwendige Dosis der Medikamente vermindern zu können.

Welche Patienten profitieren von Omega-3?

Besonders im Anfangsstadium der entzündlichen Darmerkrankung kommen Omega-3-Fettsäuren als alleinige Behandlung nicht in Betracht. Hier ist eine konsequente medikamentöse Therapie angezeigt, die unter genauer ärztlicher Kontrolle durchgeführt werden muß. Allerdings können Fischölfettsäuren, besonders bei Patienten mit einer milderen Verlaufsform und bei einem Befall des Dünndarms, die medikamentöse Therapie wirkungsvoll ergänzen und manchmal sogar ersetzen.

Wie sicher ist die Wirkung?

Die Autoimmunerkrankungen zeigen einen ausgesprochen schubförmigen Verlauf. Zeiten hoher Krankheitsaktivität wechseln mit Perioden weitgehender Krankheitsfreiheit ab. Gut kontrollierte Studien[59] haben gezeigt, daß Omega-3-Fettsäuren die Häufigkeit dieser entzündlichen Schübe von 69 % im unbehandelten Kollektiv auf 28 % im mit Omega-3 behandelten Kollektiv senken konnte. Nach einem Jahr waren 59 % der Patienten in der Omega-3-Gruppe, aber nur 26 % in der Kontrollgruppe beschwerdefrei.

Wie hoch ist die Dosierung?

Bisher wurden 4 größere Studien an Patienten mit Colitis ulcerosa oder Morbus Crohn durchgeführt, sie erhielten zwischen 1,5 und 6 g Omega-3 pro Tag. Eine besonders günstige Wirkung hatte eine Präparation der Omega-3, die erst im Darm die Fischölfettsäuren zur Verfügung stellte.

Was ist zu beachten?

Wie bei allen Therapien mit Omega-3 dauert es etwa 4 bis 6 Wochen, bis die maximale Wirkung eingetreten ist, da sich die Fischölfettsäuren erst im Gewebe anreichern müssen. Die bisherigen Untersuchungen weisen darauf hin, daß auch eine Ernährungsumstellung mit einer Verminderung der tierischen Fette bei den entzündlichen Darmerkrankungen nützlich ist.

Rheumatische Erkrankungen (rheumatoide Arthritis, chronische Polyarthritis, Collagenosen)

Die Ursache rheumatischer Erkrankungen konnte bisher nicht gefunden werden. Neben dem degenerativen Gelenkrheumatismus und dem Weichteilrheumatismus kennen wir den entzündlichen Gelenkrheumatismus, der genauso wie die bereits beschriebenen Nieren- und Darmerkrankungen zu den Autoimmunkrankheiten gezählt wird. Auch hier sind Lymphozyten aus bisher unbekannter Ursache fehlgeleitet und greifen körpereigenes Gewebe, also die Gelenke, an. Es kommt in Schüben zu schmerzhaften Schwellungen kleinerer und größerer Gelenke. Die Krankheit kann sowohl Kinder als auch Erwachsene jeden Alters betreffen. Wie alle Autoimmunerkrankungen nimmt auch die rheumatoide Arthritis in den Industrienationen deutlich zu. Man hat deshalb lange Zeit nach den schädigenden Ursachen gesucht. Wahrscheinlich ist es auch hier ein bisher noch unbekanntes Virus, möglicherweise aber auch ein Nahrungsmittel oder ein anderer Schadstoff, der die chronische Entzündung auslöst.

Welche rheumatischen Erkrankungen können mit Omega-3 behandelt werden?

Alle entzündlich-rheumatischen Erkrankungen lassen sich durch Omega-3 bessern. Bisher wurden 20 große Studien an Patienten mit rheumatoider Arthritis, Morbus Bechterew und Psoriasis Arthritis durchgeführt. Alle diese Studien haben gezeigt, daß Omega-3 die Zahl der geschwollenen und druckschmerzhaften Gelenke vermindern kann, die Intensität der Schmerzen bessert und die Häufigkeit neuer Schübe der Krankheitsaktivität vermindert. Genauere Untersuchungen haben zudem ergeben, daß die Dosis von Eicosapentaensäure für die Entzündungshemmung ausschlaggebend ist.

Wie hoch ist die Dosierung?

Die erwähnten Studien haben eine Dosierung zwischen 2 und 12 g Fischöl pro Tag verwendet. Eine Nachuntersuchung hat ergeben, daß 1 bis 2 g Omega-3 pro Tag die optimale Dosis ist, höhere Dosierungen haben keine bessere Wirkung. Wird aber zudem eine arachidonsäurearme Kost* verwendet, so genügen Dosierungen mit 0,3 g Eicosapentaensäure pro Tag und die Verwendung von Speiseölen mit einem hohen Anteil alpha-Linolensäure. Auch hier setzt die Wirkung erst ein, wenn sich ausreichend viel Omega-3 in den Körperzellen angereichert hat. Um diesen Prozeß zu beschleunigen, können zu Beginn der Behandlung höhere Dosen, also z.B. 3 g Omega-3 (entspricht 0,9 g Eicosapentaensäure) pro Tag für etwa 2 Monate gegeben werden. Danach greift der Langzeiteffekt der Omega-3, die Dosis kann vermindert werden.

Was ist zu beachten?

Alle entzündlichen Erkrankungen, also auch die Autoimmunkrankheiten, gehen mit einer vermehrten Bildung von Sauerstoffradikalen einher. Diese Sauerstoffradikale verstärken die Entzündung, ihre Bildung kann durch Antioxidantien verhindert werden. Wie bei anderen Autoimmunerkrankungen ist deshalb auch bei der rheumatoiden Arthritis auf eine ausreichende Zufuhr von Vitamin E und Vitamin C zu achten. Studien haben gezeigt,

---

* Ausführliche Informationen im Buch »Diät und Rat bei Rheuma und Osteoporose« desselben Autors, erschienen im Hädecke Verlag, D-71256 Weil der Stadt.

daß die Einnahme von 200 mg Vitamin E pro Tag zusätzlich günstig ist und die Einnahme von 200 Mikrogramm Selen pro Tag, eine weitere Besserung der Erkrankung bewirkt. Eine medikamentöse Behandlung darf niemals abrupt abgesetzt werden, vielmehr kann unter Kontrolle des Arztes die Dosis der Medikamente langsam vermindert werden. Die Studien haben gezeigt, daß sich durch Omega-3 etwa ein Viertel der Rheumamittel und etwa ein Drittel des Cortisons einsparen läßt. Bei einer wenig ausgeprägten Entzündung genügen zum Erhalt der Wirkung jeweils die Hälfte der Dosis von Eicosapentaensäure, Vitamin E und Selen.

Musculo-skeletale Erkrankungen

Der sogenannte Weichteilrheumatismus ist weit verbreitet und nimmt in den Industrienationen immens zu. Der Anstieg wird durch Verspannungen verursacht, die durch psychischen Streß, einseitige Tätigkeit, sitzende Lebensweise, Übergewicht, Fehlhaltungen, aber auch durch falsche Ernährung verursacht werden. Kennzeichen dieser Erkrankung sind chronische Schmerzen in den Weichteilen, Muskeln, Sehnen und Sehnenansätzen. In einer großen Studie an 4.490 Personen konnte Eriksen et al[26] zeigen, daß Omega-3 eine Besserung der Schmerzen bewirken können. Möglicherweise ist ein Teil des Erfolges auch auf psychische Faktoren zurückzuführen, da durch Omega-3 psychische Verstimmungen gebessert und hierdurch Verspannungen abgemildert werden können.

Wie sicher ist die Wirkung?

Entzündungsmediatoren spielen bei den Schmerzen des Weichteilrheumatismus ebenfalls eine große Rolle. Sie lösen nicht nur die Schmerzen aus, sie verstärken auch das Schmerzempfinden. Eine Hemmung der Entzündungsstoffe durch Omega-3 kann damit auf mehrfache Weise die Beschwerden bei Weichteilrheumatismus bessern.

Wie hoch ist die Dosierung?

Derzeit liegen noch zu wenig Studien vor, um allgemeine Empfehlungen zu geben. Die bisher größte Untersuchung[26] zeigte einen Effekt bereits bei niedriger Dosis der Omega-3-Fettsäuren, so daß ein Therapieversuch mit 0,5 bis 1 g Omega-3 pro Tag empfehlenswert erscheint.

Hauterkrankungen (Psoriasis und Neurodermitis)

Die *Schuppenflechte (Psoriasis)* ist eine entzündliche Erkrankung der Haut, die ebenfalls zu den Autoimmunerkrankungen gerechnet wird. Auf der Haut kommt es zu mehr oder weniger großen Entzündungsherden, vorzugsweise an den Ellenbogen oder Knien, es können aber auch die Nägel und der behaarte Kopf betroffen sein. Gelegentlich treten Gelenkentzündungen, wie bei der rheumatoiden Arthritis auf. Diese Ähnlichkeiten mit der rheumatischen Arthritis haben Forscher veranlaßt, auch hier Omega-3 einzusetzen. Bereits 1988 haben Bittner und Singer von einer Abnahme der Hautrötung und der Entzündungsreaktion bei Patienten unter Omega-3 berichtet[11, 23]. Diese Ergebnisse wurden von Lassus 1990 bestätigt, der bei 9 % der Patienten eine völlige Abheilung der Psoriasis, bei 57 % eine sehr gute bis gute Besserung feststellen konnte[42]. Die Gelenkbeschwerden klangen bei 8 von 34 Patienten vollständig ab, eine deutliche Besserung wurde bei fast allen Patienten erzielt.

Wie sicher ist die Wirkung?

Bisher zeigen alle Studien einen Erfolg der Behandlung mit Omega-3. Am schnellsten und am wirksamsten werden der Juckreiz und die Hautrötung gebessert. Die Dauer bis zum Einsetzen der Wirkung beträgt ebenfalls etwa 4 Wochen.

Wie hoch ist die Dosierung?

Die besten Resultate wurden mit einer Dosierung von 3 g Omega-3 pro Tag erzielt. Die neueren Studien konnten ähnlich gute Effekte nachweisen, wenn die Omega-3-Fettsäuren in niedrigerer Dosierung über einen längeren Zeitraum gegeben wurden. Sinnvoll erscheint es, die Behandlung mit etwa 2 g pro Tag Omega-3 zu beginnen und nach Einsetzen der Wirkung die Dosis der Omega-3 auf 1 bis 1,5 g pro Tag zu vermindern.

Was ist zu beachten?

Ähnlich wie bei der rheumatoiden Arthritis ist ein besserer Therapieerfolg zu erzielen, wenn die gleichzeitige Verminderung der Arachidonsäure mit einer vegetarisch orientierten Kost erreicht wird. Wahrscheinlich sind Antioxidantien bei der Psoriasis von ähnlicher Bedeutung; wie bei der rheumatoiden Arthritis ist an eine zusätzliche Einnahme von Vitamin E und Selen zu denken. Durch eine gesunde Kost kann die Zufuhr der übrigen Antioxidantien gewährleistet werden.

Die *Neurodermitis* wird ebenfalls zu den entzündlichen Hauterkrankungen gerechnet und tritt häufig schon bei Kindern auf. Man nimmt an, daß zusätzliche Faktoren wie Nahrungsmittelallergene und psychische Ursachen zum Auftreten der Erkrankung beitragen.

Wie bei der Psoriasis wird bei Patienten mit Neurodermitis vor allem der Juckreiz gebessert, einige Studien[12] haben aber auch in klinischen Versuchen eine deutliche Besserung des Krankheitsbildes durch Omega-3 feststellen können. Die Dosierung der Omega-3-Fettsäuren entspricht den bei der Psoriasis gegebenen Richtlinien.

Erkrankungen des Nervensystems

Wie wir eingangs gehört haben, sind Omega-3 die wichtigsten Bausteine des Gehirns, und die Intelligenz des Menschen wird durch die Omega-3 verbessert. Auch Erkrankungen des Gehirns und der Nerven sind einer Behandlung mit Omega-3 zugängig. Zunächst beschränkte sich die Behandlung auf die wichtigste Autoimmunerkrankung des Gehirns, die Multiple Sklerose, die in Deutschland immer häufiger auftritt. Zunehmend wurde in den letzten Jahren deutlich, daß auch psychische Erkrankungen durch Omega-3 behandelbar sind. Dies ist nicht erstaunlich, da Omega-3 als wesentliche Komponenten des Gehirns auch die Funktion der Nervenzellen beeinflussen können.

Multiple Sklerose

Von manchen Forschern wird die Multiple Sklerose als die rheumatische Erkrankung des Gehirns bezeichnet. Tatsächlich zeigen sich viele Gemeinsamkeiten. Die Multiple Sklerose ist eine Autoimmunerkrankung, bei der fehlgeleitete Lymphozyten körpereigenes Gewebe, hier die Nervenzellen des Gehirns, angreifen und eine Entzündung auslösen. Auch die medikamentöse Therapie ist bei rheumatischen Erkrankungen und der Multiplen Sklerose ähnlich[50]. Die Multiple Sklerose verläuft, wie rheumatische Erkrankungen auch, in Schüben.

Durch die Behandlung mit Omega-3 konnte sowohl die Intensität der Schübe vermindert, wie auch die Zeitdauer des beschwerdefreien Intervalls verlängert werden.

Wie sicher ist die Wirkung?

Exakte klinische Studien sind bei der Multiplen Sklerose noch schwerer durchführbar als bei rheumatischen Erkrankungen. Während bei letzteren die Zahl und Intensität der geschwollenen und schmerzhaften Gelenke als Maßstab einer Besserung herangezogen werden können, sind es bei der Multiplen Sklerose nur die Dauer und die Intensität der Krankheitsschübe. Der Verlauf der Erkrankung ist aber so unterschiedlich, daß diese Meßgröße eine ungeheuer große Patientenzahl erfordert. Aus diesen Gründen ist man bei der Multiplen Sklerose auf Verlaufsbeobachtungen über 15 Jahre und die Erkenntnisse der biochemischen Forschung angewiesen, um Ernährungsempfehlungen für Patienten mit Multipler Sklerose abgeben zu können[1]. Man kann davon ausgehen, daß bei einer konsequenten Ernährungstherapie und Zufuhr von Omega-3 und Antioxidantien alle Patienten, wenn auch in unterschiedlichem Ausmaß, eine Besserung erleben.

Wie hoch ist die Dosierung?

Die medikamentöse Behandlung der Multiplen Sklerose und der rheumatoiden Arthritis ist ähnlich. Deshalb ist auch die erforderliche Dosis der Omega-3 bei beiden Krankheitsbildern gleich*. Neuere Studien haben gezeigt, daß es auf die Menge der Eicosapentaensäure ankommt. Zu Beginn werden 1–2 g Omega-3 (entsprechen 0,9 g Eicosapentaensäure) gegeben. Bei gleichzeitiger

---

* Ausführliche Informationen im Buch »Diät und Rat bei Rheuma und Osteoporose« desselben Autors, erschienen im Hädecke Verlag, D-71256 Weil der Stadt.

Kost, die wenig Arachidonsäure enthält, kann nach zwei bis drei Monaten die Dosis auf 0,5 bis 1 g (entsprechen 0,3 g Eicosapentaensäure) vermindert werden. Wie bei der rheumatoiden Arthritis kann durch Antioxidantien eine zusätzliche Besserung erzielt werden.

Depression

Wir haben gesagt, daß die hohe Konzentration der Omega-3-Fettsäuren (Eicosapentaensäure und Docosahexaensäure) im Gehirn, in den Nerven und der Netzhaut auf die Ernährung unserer Urväter zurückzuführen ist. Die bessere Intelligenz und Sehfähigkeit, die durch Omega-3 erzielt werden kann, deutet bereits auf funktionelle Aufgaben hin, die Omega-3 in diesen Geweben haben. Sie sind so bedeutsam, daß der Körper sie im Nervengewebe anreichert und zurückhält. Versuche an Ratten haben gezeigt, daß ein Muttertier so viel Omega-3 zur Versorgung des Gehirns und der Nervenzellen an den Nachwuchs abgibt, wie eben noch möglich ist. Auch wenn der Nachwuchs der Tiere ohne Omega-3 aufgezogen wurde, gaben die Muttertiere wieder Omega-3 an die Jungen ab, so daß sich erst in der dritten Generation ein deutlicher Mangel mit verminderter Intelligenz und Sehleistung feststellen ließ. Diese Ausfallerscheinungen machten deutlich, daß Omega-3 die Funktion des Nervengewebes beeinflussen. Mangelerscheinungen sind der Endpunkt einer über längere Zeit gehenden unzureichenden Versorgung. Wir streben aber eine möglichst optimale Zufuhr an, denn durch den Zusatz der Omega-3 zu künstlichen Muttermilchen, verbessern Omega-3 die Intelligenz der Heranwachsenden. Neuere Studien haben nachgewiesen, daß durch die Zufuhr von Omega-3 positive Wirkungen auf das Nachtsehen und auf die Legasthenie[56] und sogar auf die Intelligenzentwicklung erzielt werden.

Daneben scheinen Omega-3 auch das Verhalten und die Psyche beeinflussen zu können. Diese Anwendungsgebiete werden als so relevant angesehen, daß die Europäische Union hierfür eigene Forschungsprogramme eingeleitet hat. Die Weltgesundheitsorganisation (WHO) entnimmt aus der Entwicklung der letzten 50 Jahre ein dramatisches Ansteigen depressiver Verstimmungen in der Bevölkerung. Sie geht davon aus, daß bis zum Jahre 2020 Depressionen weltweit zum größten gesundheitlichen Problem werden. Deshalb fanden Untersuchungen ein besonderes Interesse, die klar gezeigt haben, daß bei einer Unterversorgung mit Omega-3 die Häufigkeit von Depressionen signifikant ansteigt. Möglicherweise beruht dies auf einer bisher wenig bekannten Wirkung der Omega-3-Fettsäuren. Tierversuche, aber auch Untersuchungen am Menschen, haben gezeigt, daß der Spiegel von 5-Hydroxyindolessigsäure im Gehirn positiv mit der Blutkonzentrationen der DHA korreliert. Diese Essigsäure ist ein Biomarker für Depressionen; niedrige Konzentrationen im Gehirn gehen mit einem hohen Risiko für Depression und Selbstmord einher. Bei Depressionen werden Hemmstoffe des Abbaus der 5-Hydroxindolessigsäure seit langer Zeit als wirksame Medikamente verwendet. Leider gibt es zu diesem wichtigen Thema bisher noch keine ausreichend kontrollierten Studien. Diese sind aber zu erwarten, da sowohl die Forschungsprojekte der Europäischen Union, wie auch der WHO, mit diesen Fragestellungen befaßt sind.

Wie sicher ist die Wirkung?

Diese Forschungen werden durch epidemiologische Erkenntnisse in ihrer Bedeutung bestätigt. Australische und belgische Studien zeigen übereinstimmend, daß ein Anstieg der Arachidonsäure und eine Abnahme der Eicosapentaensäure im Plasma zu einer Verschlechterung der depressiven Verstimmung beiträgt. Ebenso ergaben die Untersuchungen in einigen Ländern, daß die Häufigkeit von Depressionen und Gewalttätigkeit in Regionen mit höherem Fischverzehr geringer ist. Auch eine sehr sorgfältig durchgeführte Studie an japanischen Studenten konnte zeigen, daß die Zufuhr von Omega-3-Fettsäuren einen wirksamen Schutz vor aggressivem Verhalten bietet. Interessant ist auch, daß niedrige Omega-3 Spiegel im Plasma bei hyperaktiven Kindern mit dem Schweregrad der Verhaltensstörung zusammenhängen; zusätzlich beobachtet man erhebliche Defizite der Aufmerksamkeit (attention deficite hyperactive disorder). Die früher durchgeführten Studien haben bis zu 9,6 g Omega-3 pro Tag verwendet. In der Studie von Peet und Mitarbeitern[33] wurde gezeigt, daß die niedrige Dosis von 1 g Omega-3 pro Tag besser wirksam war, als höhere Dosen.

Alzheimer

Die Alzheimer'sche Erkrankung nimmt in den Industrienationen erschreckend zu. Die Ursache ist bisher nicht bekannt und es gibt auch noch keine wirksame Behandlung gegen diese weit verbreitete Form des Gedächtnisschwundes, der vor allem ältere Personen betrifft. Sie sind innerhalb kürzester Zeit völlig auf fremde Hilfe angewiesen, erkennen ihre nächsten Angehörigen oft nicht mehr und können sich nicht mehr zurechtfinden.

Einige neuere Studien weisen darauf hin, daß auch bei dieser Nervenerkrankung Omega-3-Fettsäuren wirksam sind. Um festzustellen, ob Omega-3 vor Alzheimer schützen können, wurden 815 Personen im Alter von 65 bis 94 Jahren über durchschnittlich 3,9 Jahre beobachtet (zwischen 1993 und 2000), die keine Anzeichen für Alzheimer hatten. Sie füllten ein Ernährungsprotokoll 2,3 Jahre vor der Testung auf Alzheimer aus. Zum Zeitpunkt der Testung waren von den 815 Personen 131 an Alzheimer erkrankt. Personen, die einmal oder öfter pro Woche Fisch verzehrten, hatten ein um 60% vermindertes Risiko diese Erkrankung zu bekommen, im Vergleich zu denen, die seltener Fisch aßen. Der Unterschied blieb erhalten, auch wenn das Alter und andere Risikofaktoren berücksichtigt wurden. Es zeigte sich, daß der Verzehr der Docosahexaensäure für die günstige Wirkung ausschlaggebend war und weniger die Eicosapentaensäure. Dies beruht auf der Tatsache, daß die Docosahexaensäure für das Gehirn ein wichtiges Strukturelement ist. Sie beeinflußt die Übermittlung der Nervensignale und hat damit wichtige Aufgaben für die Funktion des Gehirns. In der Literatur gibt es zudem Hinweise, daß die Vorstufe der Docosahexaensäure, die alpha-Linolensäure, ebenfalls positiv wirkt.

Wie sicher ist die Wirkung?

Zwei Studien haben gezeigt, daß die Alzheimer'sche Erkrankung bei Personen seltener auftritt, die regelmäßig Fisch verzehren. Andere Untersuchungen konnten nachweisen, daß bei Personen mit niedrigen Anteilen der Docosahexaensäure im Blut die Alzheimer'sche Krankheit häufiger auftritt. Weitere Studien zeigen, daß auch die alpha-Linolensäure diese günstige Wirkung aufweist. Damit sind deutliche Hinweise gegeben, daß sich das Auftreten dieser Erkrankung durch Omega-3 verzögern oder verhindern läßt.

Wie hoch ist die Dosierung?

Nach dem bisherigen Kenntnisstand ist weniger eine hohe Dosierung, als eine langfristige Anwendung der Omega-3 ausschlaggebend. In einer Portion Fisch finden sich etwa 300 mg Omega-3. Somit dürfte bereits eine niedrige Dosierung einen deutlich schützenden Effekt haben.

Schizophrenie

Die Schizophrenie wird im Volksmund als „gespaltenes Irresein" bezeichnet. Die Betroffenen leiden an Wahnvorstellungen, hören Stimmen oder sehen nicht vorhandene Personen oder Gegenstände. Die Krankheit kann durch Medikamente eingedämmt, aber nicht geheilt werden. Klinische Besserungen bei Patienten mit Schizophrenie sind unter der Therapie mit Omega-3 häufig beschrieben worden. Es liegen auch Befunde vor, daß die Omega-3 in den roten Blutzellen der Patienten mit Schizophrenie erniedrigt sind. Mehrere Studien beschreiben, daß Eicosapentaensäure die Krankheit wesentlich bessern kann, während Docosahexaensäure diese eindeutige Wirkung nicht aufweist. Aussagekräftige Studien zu diesem Thema sind aber leider noch selten.

Wie sicher ist die Wirkung

Eine aktuelle Studie[7] hat die Wirkung von niedrig dosierten Omega-3 (0,6 g pro Tag) zusammen mit den Antioxidantien Vitamin C (0,5 Gramm pro Tag) und Vitamin E (400 Internationale Einheiten) an 28 Patienten mit Schizophrenie untersucht. Die langfristige Gabe dieser niedrigen Dosierung der Omega-3 ergab ähnlich gute Ergebnisse wie frühere Untersuchungen, bei denen ganze Gramm-Dosen zur Anwendung kamen. Neu an dieser Studie war aber, daß gleichzeitig Antioxidantien in der Therapie eingesetzt wurden.

Wie hoch ist die Dosierung?

Nach dem derzeitigen Wissenstand ist es vermutlich besser, pro Tag 1 g Omega-3 über einen Zeitraum von mehreren Monaten einzunehmen, als höhere Dosen über einen kürzeren Zeitraum.

Krebserkrankungen

Einige Krebserkrankungen gehen mit einer besonders hohen Bildung von Entzündungsstoffen (Eicosanoiden) einher. Das sind die Krebsarten, die in den Industrienationen auch am häufigsten auftreten: der Brust-, Dickdarm-, Eierstock- und Prostatakrebs. Zahlreiche Studien weisen einen Zusammenhang zwischen dem Fleischverzehr und der Häufigkeit dieser Krebsarten nach. Dagegen war das Auftreten dieser Krebsarten in Ländern mit hohem Fischverzehr signifikant niedriger. Tierversuche haben eine Hemmung des Dickdarmkrebses durch Omega-3 bei Ratten gezeigt[35].

In einer Übersichtsarbeit[17] wird festgestellt, daß Omega-6 die Entwicklung von Brustkrebs fördern, während Omega-3-Fettsäuren die Entstehung und die Ausbreitung von Brustkrebs verzögern. Auch das Angehen und die Ausbreitung von Tochtergeschwülsten konnte durch Omega-3 deutlich verzögert werden. Einige Untersuchungen weisen darauf hin, daß für die Entwicklung und für die Ausbreitung von Brustkrebs das Verhältnis von Arachidonsäure und Omega-3 eine Rolle spielt[35] und bestätigen damit ältere Untersuchungen, welche die Krebsentwicklung mit dem Verzehr tierischer Fette in Zusammenhang gebracht haben.

In einer neueren Studie[37] ließ sich das Risiko von Tochtergeschwülsten (Metastasen) bei an Brustkrebs erkrankten Frauen um mehr als 50 % vermindern. Interessant sind auch die Beobachtungen, daß Omega-3 das Befinden bei Patienten mit Brust-, Dickdarm-, Eierstock- und Prostatakrebs deutlich bessern und für einen besseren Ernährungszustand sorgen.

Wie hoch ist die Dosierung?

Derzeit liegen keine wissenschaftlich exakten Studien zu diesen Fragestellungen vor. Eine Behandlung von bereits ausgebrochenen bösartigen Geschwülsten mit Omega-3 hat sicher wenig Sinn. Zur Vorbeugung empfiehlt sich neben einer Verminderung der tierischen Fette eine Zufuhr von Omega-3 in einer Dosis von etwa 1 bis 2 g pro Tag.

Was ist zu beachten?

Durch eine gesunde Kost, nach den Regeln der DGE, kann die Häufigkeit von Krebserkrankungen bereits gesenkt werden.* Man nimmt an, daß etwa ein Drittel der Krebserkrankungen durch die Ernährung beeinflußt werden. Hier spielen nicht nur Omega-3-Fettsäuren, sondern auch andere Nährstoffe eine Rolle. Der Krebsentstehung wirken Antioxidantien und Omega-3 entgegen, während tierische Fette einen gegenteiligen Effekt haben.

Augenerkrankungen

Ein Mangel an Omega-3 führt zu verminderter Sehleistung[59]. Dies kann wahrscheinlich nicht nur auf die wichtigen Funktionen der Omega-3-Fettsäuren als Zellbausteine zurückgeführt werden. Erhalten Frühgeborene zusätzlich Omega-3, so haben sie eine eindeutig bessere Sehleistung[21]. Besonders in den Schaltzellen (Synapsen) des Gehirns findet sich die Docosahexaensäure. Bei einem Mangel kann es zu einer Funktionseinbuße an diesen Schaltstellen kommen und die Sehleistung dadurch beeinträchtigt werden. Neuere Befunde deuten darauf hin, daß bei Alterserscheinungen des Auges, wie der Re-

---

* siehe Beier/Hirneth/Kleiner-Röhr, »Krebs – Hilfe durch richtige Ernährung«, erschienen im Hädecke Verlag, D-71256 Weil der Stadt

tinitis pigmentosa oder der Makuladegeneration eine Besserung durch Omega-3 erzielt werden kann. Bei diesen Erkrankungen sind offenbar ähnliche Mechanismen wie bei der Arteriosklerose von Bedeutung. Die verbesserte Fließfähigkeit des Blutes, aber auch die herabgesetzte Antwort auf Sympatikusreize, können zur Verbesserung beitragen.

Wie hoch ist die Dosierung?

Die Muttermilch ist mit 0,2 % des Gesamtfettgehaltes reich an Omega-3-Docosahexaensäure[38]. Für den Säugling wird eine Zufuhr, wie sie auch mit der Muttermilch erfolgt, empfohlen. Die Dosierung für Erwachsene entspricht den Empfehlungen bei Arteriosklerose, also etwa 1 bis 2 g Omega-3 pro Tag.

Organtransplantation

Organtransplantationen werden immer häufiger durchgeführt. Diese Entwicklung wurde möglich, nachdem ein Medikament gefunden worden war, das wirksam die Abstoßung eines transplantierten Organs unterdrückt, das Cyclosporin A®. Durch die Behandlung mit Cyclosporin A® kann eine wesentlich bessere Einheilungsrate erzielt werden. 80 bis 90 % der Transplantate sind zwei Jahre nach der Operation noch voll funktionstüchtig. Diese Entwicklung trifft besonders auf Patienten mit Nieren-, Bauchspeicheldrüsen- oder Herztransplantationen zu. Die eingepflanzten Organe waren nun nicht mehr von der Abstoßungsreaktion bedroht, es ergab sich aber ein neues Problem: In dem transplantierten Gewebe kam es zu einer sehr schweren und rasch fortschreitenden Arteriosklerose, die durch Omega-3 verhindert werden konnte[9]. In neuerer Zeit wird zur Verhinderung der Abstoßungsreaktion auch Rituximab® (bei

Knochenmarktransplantationen) oder Tacrolimus® (bei Nierentransplantationen) eingesetzt. Die Verwendung von Omega-3 mit diesen Medikamenten ist noch nicht untersucht. Sie dürfte aber ähnlich positive Ergebnisse zeigen.

Wie sicher ist die Wirkung?

Die Hemmung der Abstoßungsreaktion durch Omega-3 konnte in zahlreichen Studien gezeigt werden. Sie wird vor allem auf die Verminderung der Entzündungsstoffe zurückgeführt. Daneben vermindern Omega-3-Fettsäuren auch die Bildung zahlreicher anderer Eicosanoide, wie das Leukotrien B_4, das Prostaglandin E_2 und Interleukin-1, die bei der Abstoßungsreaktion vermehrt gebildet werden. Darüber hinaus konnte durch Omega-3 eine Verbesserung der Nierenfunktion sowie eine geringere Abstoßungsrate erzielt werden. Besonders interessant war die Beobachtung, daß Fischölfettsäuren die Nierenschädigung durch Arzneimittel vermindern können. Dies ist für das in seinen sonstigen Wirkungen sehr segensreiche, aber die Niere belastende Cyclosporin A®, das zur Hemmung der Abstoßungsreaktion gebraucht wird, sehr wichtig. Die beste Wirkung wurde erzielt, wenn Spender und Empfänger bereits vor der Transplantation Omega-3 erhielten und die Behandlung beim Empfänger für 3 Monate nach der Operation fortgeführt wurde. Die nachgewiesene Senkung der Blutfette und die damit verbundene Verminderung der Arteriosklerose, die blutdrucksenkende Wirkung der Omega-3-Fettsäuren und die günstige Wirkung auf das Eicosanoidprofil können zu dem Effekt beitragen, wie auch die immunsuppressiven Wirkungen der Omega-3-Fettsäuren, zu denen die Verminderung der Adhäsionsmoleküle zählt.

Wie hoch ist die Dosierung?

In der Transplantationsmedizin sind hohe Dosierungen der Omega-3-Fettsäuren erforderlich. Meist werden 6 bis 9 g Omega-3 pro Tag gegeben.

Was ist zu beachten?

Cyclosporin A®, das sich so wirksam in der Transplantationsmedizin erwiesen hat, wird auch bei anderen immunologischen Erkrankungen angewendet. Patienten mit Schuppenflechte oder rheumatoider Arthritis werden mit Cyclosporin wirkungsvoll behandelt. Derzeit wird untersucht, ob die Nierenschädigung durch Cyclosporin auch bei diesen Anwendungsgebieten durch Omega-3 vermindert werden kann.

Literatur

1. Adam O.: Ernährungsrichtlinien bei Multipler Sklerose. Ein Leitfaden. (2003) Deutscher Medizin Verlag, Münster
2. Adam, O.: Diät und Rat bei Rheuma und Osteoporose. Hilfe zur Selbsthilfe gegen Entzündung und Schmerz. Walter Hädecke Verlag, Weil der Stadt 2002
3. Adam, O.: Antiinflammatory diet in rheumatic diseases. Europ. J. Clin. Nutr. 49 (1995) 703–717
4. Adam O., Beringer C., Kless T., Wiseman M., Lemmen C., Forth W.: Wirkung von Fischöl und laborchemischen Entzündungsparametern bei Patienten mit rheumatoider Arthritis. Z. Rheumatologie (2003) 62 (Suppl. 1): I/69
5. Adam, O.: Effects of linoleic and alpha-linolenic acids intake on blood pressure in man. Prostaglandins in Clinical Research: Cardiovascular system. Alan R. Liss. Inc. (1989) 523–528
6. Adam O.: Bedeutung der Omega-3-Fettsäuren bei entzündlichem Rheuma. Rheuma aktuell (2002) 1/02, 36–37
7. Arvindakshan M., Ghate M., Ranjekar PK., Evans DR., Mahadik SP.: Supplementation with a combination of omega-3 fatty acids and antioxidants (vitamins E and C) improves the outcome of schizophrenia. Schizophr. Res. (2003) 62: 195–204
8. Bagga D., Anders KH., Wang HJ., Glaspy JA.: Long-chain n-3-to-n-6 polyunsaturated fatty acid ratios in breast adipose tissue from women with and without breast cancer. Nutr. Cancer (2002) 42: 180–185
9. Bauer, R.J., Bennett, W.M.: Omega-3 fatty acids in transplant medinine. Omega-3 news 9 (1994) 1–4
10. Beluzzi A.: N-3 fatty acids for the treatment of inflammatory bowel disease. Proc. Nutr. Soc. (2002) 61:391–395
11. Bittner, S.B., Tucker, W.F.G., Cartwright, I., Bleehen, S.S.: A double-blind randomized placebo-controlled trial of fish oil in psoriasis. Lancet I (1988) 378–380
12. Bjorneboe, A., Soyland, E., Bjorneboe, G.E., Rajka, G., Drevon, G.A.: Effect of dietary supplementation with eicosapentaenoic acid in the treatment of atopic dermatitis. Br. J. Dermatol. (1987) 117: 463–469
13. Bouwstra H., Dijck-Brouwer DAJ., Wildeman JAL., Tjoonk HM., Van der Heide JC., Boersma ER., Muskiet FAJ., Hadders-Algra M.: Long-chain polyunsaturated fatty acids have a positive effect on the quality of general movements of healthy term infants. Am J Clin Nutr. (2003) 78: 313–318
14. Broadhurst, CL et al: Rift Valley lake fish and shellfish provided brain-specific nutrition for early Homo. Br. J. Nutr. (1998) 79:3–21
15. Burr, M.L., Gilbert, J.F., Holliday, R.M., Elwood, P.C., Fehily,A.M., Rogers, S., Sweetman, P.M., Deadman, N.M.: Effects of changes in fat, fish, and fiber intake on death and myocardial reinfarction: diet and reinfarction trial (DART). Lancet II (1989) 757–761
16. Calder P.C.: Dietary modification of inflammation with lipids. Proc Nutr Soc. (2002) 61: 345–358

17. Cave, W. T. Jr.: Dietary w-3 fatty acids and breast cancer. Nutrition 12 (1 Suppl.) (1996) S39–S42
18. Chen J., Stavro PM., Thompson LU.: Dietary flaxseed inhibits human breast cancer growth and metastasis and downregulates expression of insulin-like growth factor and epidermal growth factor receptor. Nutr. Cancer (2002) 43: 187–192
19. Cleland L., James M., Proudman S.: The role of fish oils in the treatment of rheumatoid arthritis. Drugs (2003) 63(9): 845–53
20. Cobiac, L., Howe, P. R. C., Nestel, P.J.: Fish oil lowers blood pressure in normotensive elderly subjects on a low-sodium diet. World Rev. Nutr. Diet (1991) 66: 524–532
21. Crawford, MA et al: Are deficits of arachidonic and docosahexaenoic acids responsible for the neural and vascular complications in preterm babies? Am. J. Clin. Nutr. (1997) 66: 1032S–1041S
22. Crawford, MA et al: The inadequacy of the essential fatty acid content of present preterm feeds. Europ J Pediatrics (1998) 157 (Suppl. 1):S23–S27
23. Dinger, P., Ständer, M.: Fischöl zur adjuvanten Therapie bei Psoriasis. Dt. Dermatologe, 38 (1990), 1200–1211
24. Deutsche Gesellschaft für Ernährung (DGE) e.V. (1992) Ernährungsbericht, Frankfurt, FRG.
25. Dyerberg, J., Bjerregaard, P.: Mortality from ischaemic heart disease and cerebrovascular disease in Greenland. In Lands W.E.M.: Polyunsaturated fatty acids and eicosanoid biosynthesis, Am Oil Chem. Soc. Illinois, 1987, pp. 2–8
26. Eriksen, W., Sandvik, L., Bruusgaard D.: Does dietary supplementation of cod liver oil mitigate muskuloskeletal pain? Europ. J. Clin. Nutr. 50 (1996) 689–693
27. Erkkila AT, Lehto S, Pyorala K, Uusitupa MI.: N-3 Fatty acids and 5-y risks of death and cardiovascular disease events in patients with coronary artery disease. Am J Clin Nutr. (2003) 78: 65–71
28. Fung, S. M., Ferrill, M. J., Norton, L. L.: Fish oil therapy in IgA nephropathy. Ann. Pharmacother. 31 (1997) 112-115
29. Glauber, H., Walace, P., Griver, K., Brechtel, G.: Adverse metabolic effect of omega-3 fatty acids in non-insulin dependent diabetes mellitus. Ann. Int. Med. (1988) 108:663–668
30. Goodstine SL., Zheng T., Holford TR., Ward BA., Carter D., Owens PH., Mayne ST.: Dietary (n-3)/(n-6) fatty acid ratio: possible relationship to premenopausal but not postmenopausal breast cancer risk in U.S. women. J. Nutr. (2003) 133: 1409–1414
31. Hirai, A., Terano, T., Saito, H., Tamura, Y., Toshida, S.: Clinical and epidemiological studies of eicosapentaenoic acid in Japan. In Lands, W.E.M.: Polyunsaturated fatty acids and eicosanoids. Champaign. III. American Oil Chemistry Society (1987), pp. 9–24
32. Holm T., Berge RK., Andreassen AK., Ueland T., Kjekshus J., Simonsen S., Froland S., Gullestad L., Aukrust P.: Omega-3 fatty acids enhance tumor necrosis factor-alpha levels in heart transplant recipients. Transplantation. (2001) 72: 706–711
33. Hornstra, G. et al: Essential fatty acids in pregnancy and early human development. Europ. J. Obstetrics Gynaecol Reproductive Biology (1995) 20:57–62
34. Isis-2: Randomized trial of intravenous streptokinase, oral aspirin, both or neither among 17 187 cases of suspected myocardial infarction. Lancet II (1988) 349–360
35. Jiang, Y. H., Lupton, J. R., Chapkin, R. S.: Dietary fish oil blocks carcinogen-induced down-regulation of colonic protein kinase C isoenzymes. Carcinogenesis, 18 (1997) 351–357

36. Karmali, R.A.: Omega-3 fatty acids and cancer: A review. In Lands W.E.M.: Polyunsaturated fatty acids and eicosanoid biosynthesis, Am Oil Chem. Soc. Illinois, 1987, pp. 222–232
37. Kestin, M., Clifton, P., Belling, G. B., Nestel, P. J.: N-3-fatty acids of marine origin lower systolic blood pressure and triglyceride but raise LDL cholesterol compared with n-3 and n-6 fatty acids from plants. Am. J. Clin. Nutr. (1990) 51:1028–1034
38. Koletzko, B., Decsi, T., Demmelmair, H.: Arachidonic acid supply and metabolism in human infants born at full term. Lipids 31:79–83,1996
39. Kremer, J. M., Jubiz, W., Michalek, A., Ryners, R.I., Batholomew, L.E., Bigaouette, J., Timchalk, M., Beeler, D., Lininger, L.: Fish-oil fatty acid supplementation in active rheumatoid arthritis. A double-blind, controlled crossover study. Ann Int Med. (1987) 106:497–503
40. Kromann, N., Green, A.: Epidemiological studies in the uppernewik district, Greenland. Acta Med. Scand. (1980) 208:401–406
41. Kromhout, D., Bosschieter, E.B., Coulander, C.: The inverse relation between fish consumption and 20-year mortality from coronary heart disease. N. Engl. J. Med. (1985) 312:1205–1209
42. Lassus, A., Dahlgren, A. L., Halpern, M. J., Santalahti, J., Happonen, H. P: Effects of dietary supplementation with polyunsaturated ethyl ester lipid (Angiosan) in patients with psoriasis and psoriatic arthritis. J. Int. Med. Res. 18 (1990) 68–73
43. Margetts, B. M.: Does a high P/S ratio diet lower blood pressure? Klin. Wschr. (1990) 68: 16–22
44. Maurice, P. D. L., Allen, B.R., Barkley, A. S. J., Cockbill, S. R., Stammers, J., Bather, P. C.: The effects of dietary supplementation with fish oils in patients with psoriasis. Br. J. Dermatol. (1987) 177:599–606
45. Morris, M. C.; Evans, D. A; Bienias, J. L.; Tangney C. C.; Bennett D. A; Wilson R. S.; Aggarwal N., Schneider J.: Consumption of fish and n-3 fatty acids and risk of incident Alzheimer disease. Archives of Neurology (2003) 60: 940–946
46. Nkondjock A., Shatenstein B., Maisonneuve P., Ghadirian P.: Assessment of risk associated with specific fatty acids and colorectal cancer among French-Canadians in Montreal: a case-control study. Int. J. Epidemiol. (2003) 32: 200–209
47. Nkondjock A., Shatenstein B., Maisonneuve P., Ghadirian P.: Specific fatty acids and human colorectal cancer: an overview. Cancer Detect Prev. (2003) 27: 55–66
48. Peet M., et al.: A dose-ranging study of the effects of ethyl-eicosapentaenoate in patients with ongoing depression despite apparently adequate treatment with standard drugs. Archives of General Psychiatry (2002) 59: 913–919
49. Phinney, S. D.: Metabolism of exogenous and endogenous arachidonic acid in cancer. Adv. Exp. Bio. 399 (1966) 87-94
50. Pöhlau, D., Hoffmann, V., Orlowski, G., Adam, O., Seidel, D.: Fette und Multiple Sklerose. Ernährungs-Umschau 44 (1997) 136–142
51. The steering committee of the Physicians Health Study Research Group. N. Engl. J. Med. (1988) 318:262
52. Reis, G.-J., Sipperly, M. E., McCabe, C. H., Sacks, F. M., Boucher, T. H., Silverman, D. I., Baim, D. S., Grossman, W., Pasternak, R. C.: Randomized trail for prevention of restenois after coronary angioplasty. Lancet II (1989) 177–181
53. Rennie K.L., Hughes J., Lang R., Jebb S.A.: Nutritional management of rheumatoid arthritis: a review of the evidence. J Hum Nutr Diet (2003) 16: 97–109

54. Schrör, K.: Platelets reactivity and arachidonic acid metabolism in type II hyperlipoproteinemia and its modification by cholesterol lowering agents. Eicosanoids (1990) 3:67–73
55. Stoll AL., et al.: Omega 3 Fatty Acids in Bipolar Disorder: A preliminary double-blind, placebo-controlled trial. Arch. Gen. Psychiat. (1999) 56: 407–412
56. Stordy, B. J.: Benefit of Docoshexaenoic acid supplement to dark adaptation in dyslexics. Lancet (1995) 346: 385
57. von Schacky C.: N-3 fatty acids and the prevention of coronary atherosclerosis. Am J Clin Nutr. (2000) 71 (1 Suppl): 224S–227S
58. Weluzzi, A., Brignola, C., Campieri M.: Effect of an enteric coated fish-oil preparation on relapses in Crohn's disease. NEJM 334 (1996) 1557–1560
59. Wush, R. A., Malnoe, A., Reme, C.E., Wiliams, T.P.: Dietary deficiency of n-3 fatty acids alters rhodopsin content and function in the rat retina. Invest. Ophtalmol. Vis. Sci. 35 (1994) 91–100

Stichwortverzeichnis

Abstoßungsreaktion 69
Alkohol 36, 51
Alkoholkonsum 49
alpha-Linolensäure 14, 19
Alzheimer 64 f.
Angina pectoris 23, 42
Antioxidantien 40, 59, 66
Arachidonsäure 15, 22, 25, 39, 46, 59, 63
Arteriosklerose 9, 21f., 34, 39, 40, 42, 45, 48, 50, 70
Arthritis, rheumatoide 55, 71
Aspirin 9, 26
Attention deficite hyperactive disorder 64
Augen 29,
Augenerkrankungen 68
Autoimmunkrankheiten 51, 53, 54, 55, 56, 58, 60

Bauchspeicheldrüsentransplantation 69
Bewegung 40
Blutdruck 23, 33, 41, 42, 47
Blutfette 25, 35, 36, 37, 70
Blutgefäße 34, 36
Blutgerinnung 42, 50
Bluthochdruck 21, 47 f.
Blutungszeit 13
Blutzucker 49
Brustkrebs 67

Cholesterin 33, 36
Colitis ulcerosa 53
Collagenosen 55
Cortison 26, 57
Cyclosporin A® 69

Darmerkrankungen 53f.
Depressionen 62 f.
Diabetes 49, 50
Diät 49

Dickdarmkrebs 67
Dihomo-Gamma-Linolensäure 27
Distelöl 37
Docosahexaensäure 11, 30, 68
Doppelbindungen 13, 21, 27, 40
Dosierung 39, 41, 43, 46, 50, 52, 54, 56, 58, 59, 61, 65, 66, 68, 69, 71
Durchblutungsstörungen 9, 21

Eicosanoide 26, 28, 67, 70
Eicosapentaensäure (s. auch Omega-3) 11, 14, 22, 30
Eierstockkrebs 67
Entzündungsstoffe 9, 18, 24, 25, 26, 28, 48, 51, 58, 67
Erbanlage 35
Ernährung 21, 33, 41, 57
Ernährungsmaßnahmen 28, 51
Ernährungsumstellung 39
Eskimos 14, 33, 38

Fettkonsum 39
Fettsäuren 13, 22, 39
Fettstoffwechselstörungen 34, 35 f., 41, 43
Fetttransporter 39
Fische 20, 21
Fischfette 36
Fischkonsum 22, 38, 45, 46, 64, 67
Fischöl 35, 39, 45, 49, 52
Fischöl-Kapseln 40, 41
Fischölfettsäuren 14
Fleisch 22, 42
Funktionseinschränkungen 31

5-Hydroxyindolessigsäure 63

Gefäßverengung 24,
Gefäßverkalkung 9
Gefäßverschluss 33
Gedächtnisschwund 64
Gehirn 23, 29, 30, 31, 63, 68
Gehirngewicht 30
Gelenkentzündungen 58
Gelenkrheumatismus 55
Gewichtsabnahme 49
Großstudien 39

Harnsäure 48
Haut 29
Hauterkrankungen 58 f.
Hautrötung 58, 59
HDL 34, 38
Herz 23
Herz-Kreislauferkrankungen 33 f.
Herzinfarkt 9, 21, 23, 38, 42, 44, 46, 50
Herzkranzgefäße 42, 43
Herzmuskel 42, 44, 46
Herzmuskelschwäche 43
Herzrhythmusstörungen 44 f.
Herztransplantation 69
Homo sapiens 11
Hydroxy-Fettsäuren 25
Hyperaktivität 64
Hypertriglyceridämie 35

Intelligenz 11, 30, 60, 62

Juckreiz 59

Knochenmarktransplantation 69
Krebsarten 9, 67
Krebsentstehung 68
Krebserkrankungen 67f.

LDL 25, 34, 36, 38
Lebenserwartung 21, 40
Lebensmittel 22
Lebensweise 20, 41
Legasthenie 62
Leinöl 14, 36
Leukotriene 25
Linolsäure 14, 15, 19, 46
Lipoxine 25
Lymphozyten 51, 53, 55, 60

Maiskeimöl 37
Mangelzustände 14, 62
Margarine 36, 37
Medikamentöse Maßnahmen 21
Meeresalgen 20
Meerestiere 31
Metastasen 67
Morbus Bechterew 55
Morbus Crohn 53
Multiple Sklerose 60 f.
Musculo-skeletale Erkrankungen 57 f.
Muttermilch 30, 62, 69

Nachtsehen 62
Nährstoffe 68
Nahrungsmittelallergene 59
Nahrungszusammensetzung 33
Nebenwirkungen 10
Nerven 60
Nervengewebe 30
Nervenkrankheiten 60f., 64
Nervensignalübermittlung 65
Nervenzellen 60

Netzhaut 30, 31
Neurodermitis 58, 59
Nierenentzündung 52
Nierenerkrankungen 50, 51 f.
Nierenfunktion 47, 70
Nierentransplantation 69
Nikotin 41
Noradrenalin 49

Öle 36
Organtransplantation 69 f.
Oxidation 10, 18, 48, 50

Pflanzenfette 35, 37
Phospholipid 29
Polyarthritis, chronische 53
Prostaglandine 25
Prostatakrebs 67
Psoriasis 55, 58
Psyche 63
Psychische Erkrankungen 60

Rapsöl 14, 36
Regulatoren 27
Retina 30
Rheumatische Erkrankungen 55f.
Rituximab® 69

Sauerstoffradikale 10, 24, 40, 50, 56,
Säuglinge 30
Säuglingsnahrung 12
Schizophrenie 66
Schlaganfall 9, 21, 23, 50
Schuppenflechte 58, 71

Sehfähigkeit 11, 62
Sehleistung 60, 63, 68
Sehstörungen 47, 50
Sehzellen 28
Selen 57, 59
Sojaöl 14, 36
Sonnenblumenöl 37
Speiseöle 14
Streß 41
Synapsen 68

Tacrolimus® 69
Thrombose 42
Thromboxan 25, 48, 49
Triglyceride 36, 38
Triglyceridspiegel 37

Übergewicht 35, 57
Unterversorgung 31
Urmenschen 11

Verhaltensstörungen 59
Verzehrgewohnheiten 33
Virus 55
Vitamin C 56, 66
Vitamin E 40, 50, 56, 59, 66
VLDL 34, 38
Vorbeugung 22, 40

Wahnvorstellungen 66
Walnußöl 37
Weichteilrheumatismus 57
Weizenkeimöl 36

Zellen 11
Zivilisationskrankheiten 9
Zuchtfarmen 41

SO HILFT DIE NATUR

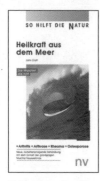

Heilkraft aus dem Meer
von John Croft
Arthritis, Arthrose, Rheuma
und Osteoporose behandeln
mit dem Extrakt der grün-
lippigen Muschel.
106 S., 12,5 x 20,5 cm,
Paperback
ISBN 3-935407-21-1

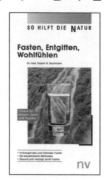

**Fasten – Entgiften –
Wohlfühlen**
von Dr.med. Robert
M. Bachmann
Fasten mit dem richtigen
Programm für Körper, Geist
und Psyche.
112 S., 12,5 x 20,5 cm,
Paperback
ISBN 3-935407-20-3

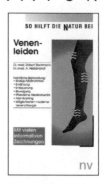

Venenleiden
von Dr.med. Robert M. Bachmann
und Dr. med. A. Hildebrandt
Natürliche Maßnahmen:
Ernährung, Bewegung, Atem-
training u.a., moderne Venen-
chirurgie.
72 S., 12,5 x 20,5 cm, Paperback
ISBN 3-935407-24-6

ERNÄHRUNG & GESUNDHEIT

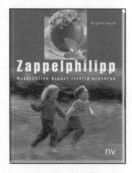

**Zappelphilipp – Hyperaktive
Kinder richtig ernähren**
von Brigitte Speck
Praktische Hilfe für Betroffene:
Die richtige Zusammenstellung
der Nahrungsmittel hilft hyper-
aktiven Kindern.
96 S., 18,7 x 24,5 cm,
Hardcover
ISBN 3-935407-13-0

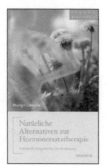

**Natürliche Alternativen zur
Hormonersatz-Therapie**
von Dr. Marilyn Glenville
Ohne künstliche Hormongaben
durch die Wechseljahre – auf
natürlichem Weg!
ca. 280 Seiten, 16,5 x 21,0 cm,
Klappenbroschur
(in Vorbereitung)
ISBN 3-935407-12-2

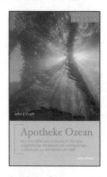

Apotheke Ozean
von John E. Croft
Neu erforschte und erstaunliche
Therapiemöglichkeiten mit pflanzlichen und tierischen Substanzen
aus den Meeren der Welt.
184 Seiten, 16,5 x 21,0 cm,
Klappenbroschur
ISBN 3-935407-14-9

Weitere Informationen bei:
nv – **n**atura**v**iva Verlags GmbH, D-71256 Weil der Stadt
Fax +49 (0) 70 33 / 1 38 08 17, www.naturavivaverlag.de